十穀養生健康法

10 Healthy Vegan Delicacies

修訂版

「吃藥」救急，養生「食穀」就對了

100萬人次網路熱門轉寄之健康帖
十穀米的煮法與療效大公開

著 徐上德 醫師

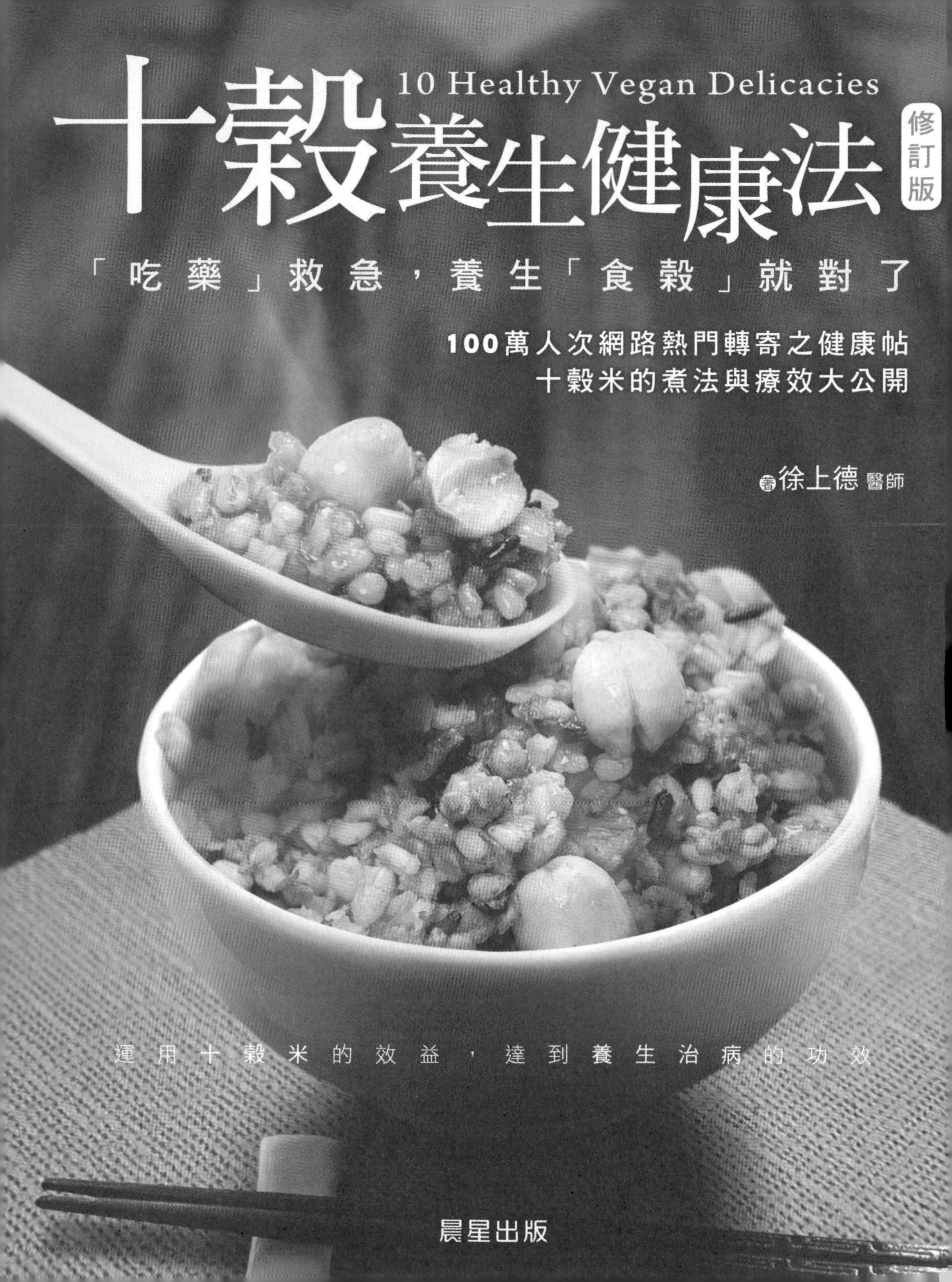

運用十穀米的效益，達到養生治病的功效

晨星出版

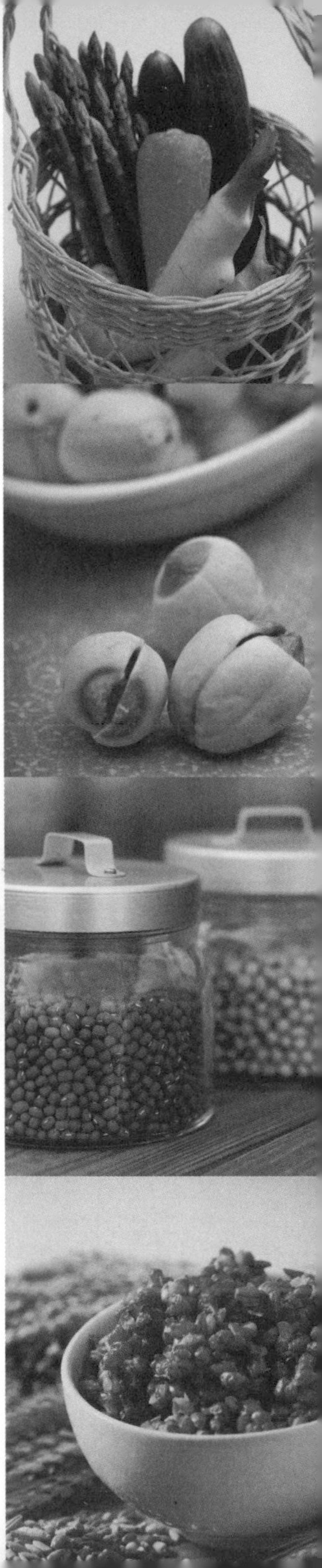

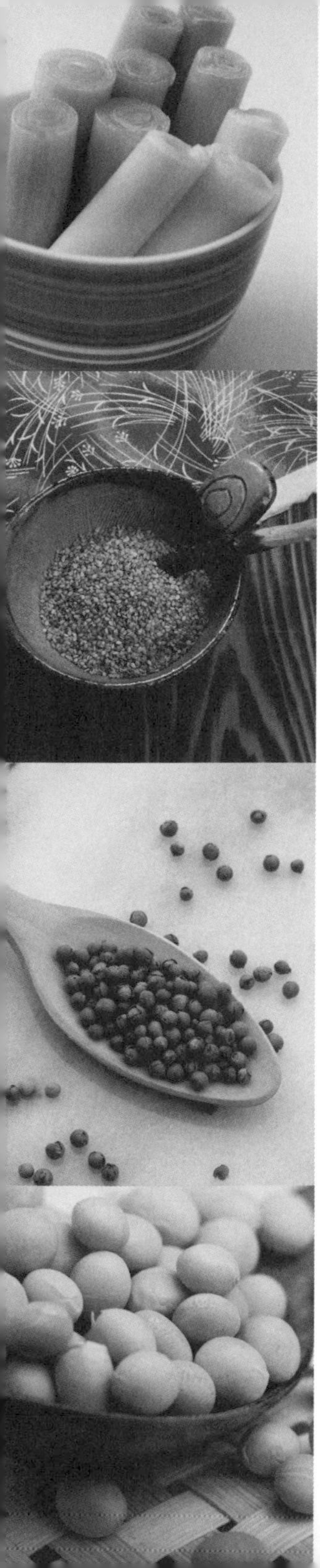

Contents 目錄

十穀養生健康法——十穀米的煮法與療效大公開

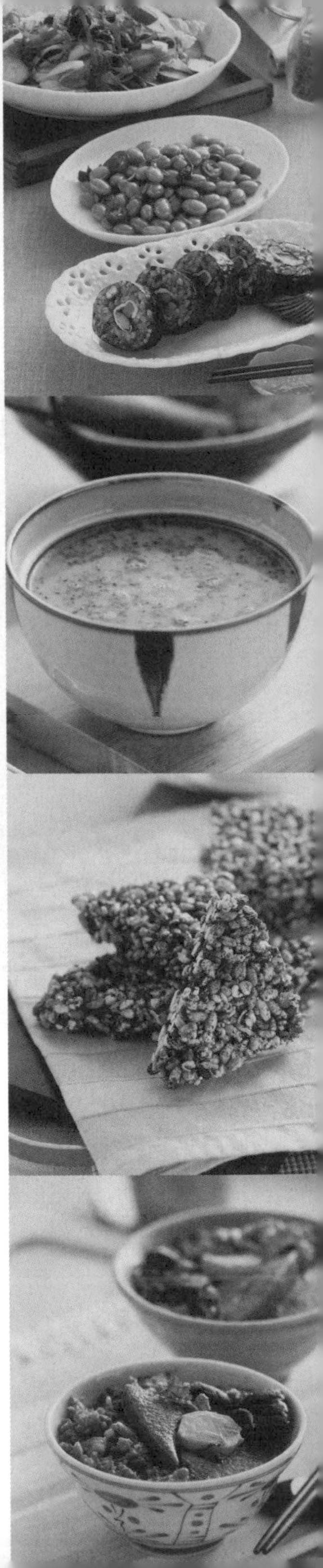

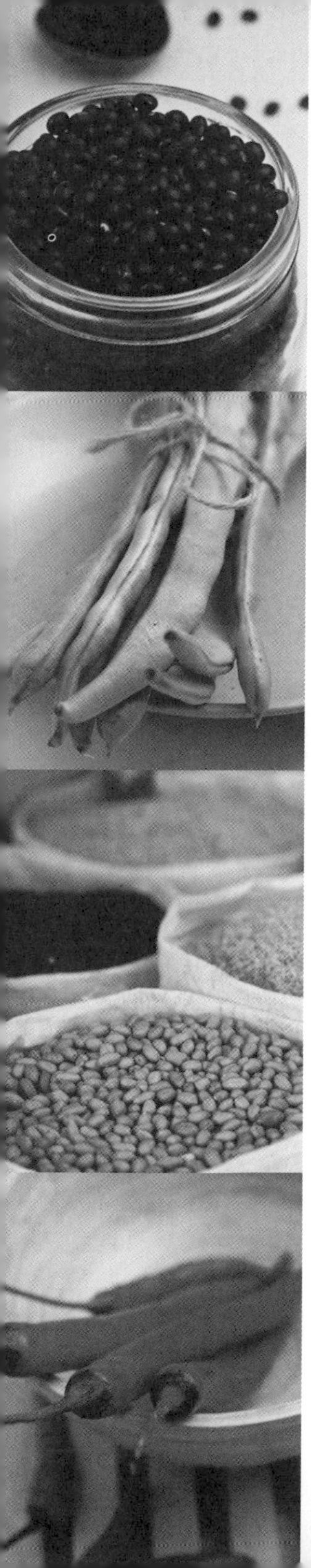

Contents 目錄

十穀養生健康法——十穀米的煮法與療效大公開

藥補不如食補

健康是無可取代的珍寶，就算花大錢、享有名聲、當高官，也是買不到、換不來、留不下，也不容揮霍的。人如果臥病，乃至仙遊，將有無法估量的事業損失，還會傷害最親密的家人，更會對周遭的親鄰好友造成間接苦痛。因此，關注健康、投資健康是十分重要的大事。不過，物有終始，事有本末。與其等到發病，湯劑針砭加身，還不如提早做預防，事先調養，以保安康。

在調養身體時，漢醫名著《黃帝內經》有記載：飲食應以「五穀爲養，五果爲助，五畜爲益，五菜爲充，氣味合而服之，以補精益氣」。的確，藥補不如食補，人是鐵，飯是鋼，膳食是生命的源動力，想促進健康，就要遵從「食物多樣，穀類爲主」的原則，五穀也好、十穀也罷，以有機飲食，來創造無限生機。

我台南一中的校友徐上德醫師，身跨電機、中西醫領域，才華洋溢。近來，他提倡養生，鼓吹大眾多吃「十穀健康粥」，並宣稱該祕方得自異人，此事甚爲玄妙，頗堪推敲；

然而，醫食同源，以食物扶助正氣，除祛惡疾於先，本來就是醫家上策。徐校友與高僧不可思議的奇遇，或許是想加強患者的心理治療效果吧？若是，則此舉，正是其救世解難的仁心了！

日前，個人因坐骨神經痛，前往問診，承其妙手，病況漸有起色。徐醫師囑咐我為其新著撰序，敢不從命，個人便以親身療程見證，向十方推薦。倘若大家想擁有快樂、長壽、財富，那務必要健康，只要每天進食多樣穀物，適當的運動，能補充新陳代謝所需的滋素，那就不必花錢上醫院吃苦藥、找罪受了！

國立臺南第一高級中學 校長 張逸群

精神與體力恢復到年輕時的活力

我身在部隊，演習眾多，加上公務繁忙，在一次身體健康檢查的報告中顯示，我的身體健康亮起紅燈，於是在我積極尋找治療及預防的管道之際，耳聞徐上德醫師在食療養生方面有獨到之處；恰好朋友來拜訪，可以爲我介紹認識。

我遵照徐醫師給我的建議，徹底改變飲食習慣，減少大魚大肉的交際應酬，每天早上喝一杯現打的十穀精力湯。我覺得精神與體力又恢復到年輕時的活力，抽血檢驗不正常的指數，也慢慢恢復到正常。

徐醫師學有專精，特別在網路上將他與果林老和尙傳奇的因緣及養生祕方公諸於世，造福世人，他這種不藏私、願意與他人分享的精神，正是徐醫師行醫的最大心願，在這本《十穀養生健康法》即將付梓之際，特寫本文推薦。

陸軍少將　曹明生

每天為自己存入一枚健康元素

台灣從農業時代到製造業、工業、高科技產業時代發展至今，在下個世代將要發展的產業——即是「生化心靈產業」，如：「基因工程」、「生機飲食」、「奈米科技」、「養生醫學」和「禪坐冥想」等，其目的是讓人與大自然和諧共存，讓宇宙生生不息。在此之前我寫了幾本有關養生的書，如《生機飲食經》、《有機飲食無限生機》，獲得非常多讀者的讚賞與熱烈迴響。有一家公司徵得我的同意授權，將部分文章登在網路上，其中有一篇「十穀健康粥」引起網路三百萬人次以上的點閱率，並蔚爲海內外民眾熱烈互傳。有許多網友拿著「十穀雜糧」的配方，到街坊雜糧店購買材料回去烹煮，連遠在國外的華僑也主動打電話問我十穀的煮法與功效，其中也有罹癌患者，吃了以後病情大爲好轉，讓其主治醫師嘖嘖稱奇。

最近三年，有將近八十多個單位邀請我演講，我常用如下的開場白開始我的話題：「根據衛生署統計，每三個人就會有一個人罹癌，所以在座的三百人，將近一百人在未來歲月會得癌症。我想請問各位，如果面臨生老病死的關鍵時刻，你會如何安排？」有的人提議買千萬保險；有的人會想環遊世界；有的人想大啖美食……每個人都有不同計畫。我又說，如果有一種方法，讓這一百人終其一生不會罹癌，你們願意每天爲自己的健康撲滿，存入一枚健康的元素，好好善待自己嗎？大家都說願意！其實要讓自己不會罹癌的最好方式就是：「十穀養生健康法」，它可以使全家人獲得眞正的健康。

透過八十多次現場的演講，我將大家的問題綜合起來，寫成爲本書，目的在於幫助讀者眞正了解飲食的重要性。書中提出的「十穀雜糧」是本書的主題，搭配各種食材，讓每一道料理成爲更具色、香、味之健康美食。

現代家長經常因溺愛孩子導致不正常的膳食習慣，速食店各種廣告吸引年輕人及孩子們消費；但是年輕人及孩子們活動的能量，其熱量最主要來源應該是醣類，即澱粉質或稱碳水化合物，而不是可樂、糖果之類的食品，因爲可樂、糖果之類的食品根本毫無營養可言，只是熱量食物，父母若能選擇「十穀雜糧」做爲兒童及在成長中青少年的三餐主食，對孩子們的健康發展，絕對有其正面的影響。

十穀對你的幫助

・對男性：可延年益壽、預防各種文明病。如癌症、心血管疾病、腦中風。
・對女性：可回春抗老化、預防更年期症候群。
・對兒童：能提高兒童耐力、體能並促進腦細胞成熟發育、開發智慧，達到均衡飲食、骨骼肌肉茁壯。

改吃十穀調整體質增強免疫力

一個人的健康，是指身心靈都達到完整的健康。要達成身體健康，一定是依從運動及飲食兩個方向來著手；通常人類在飲食上會吃到消極性（惰性食物）與積極性（悅性食物）的兩大食物類型，平常該少吃的垃圾食物都是消極性食物，我在本書中所強調說明的「十穀雜糧」，就是屬於積極與營養均衡的食物。

正常的人體內有大量的代謝產物或毒物如尿素、尿酸及自由基，這些物質在正常情況下是經皮膚、黏膜或從大小便中排出體外；有研究發現，從人體皮膚、呼吸道、大小便排出體外的化學毒物質，如：指甲油、染劑、重金屬等約有五百餘種之多，加上現代社會的環境荷爾蒙污染程度日益加重，十穀富含的纖維質可與積聚在肥胖細胞中的毒素結合，然後排出體外，是人們排除毒素、減輕便祕的最佳食物。

每個人每天都需要攝取四十六種營養素，才能提供每日運作新陳代謝的酵素，十穀雜糧提供人體達成健康所需要攝取營養素的最佳來源，其中的營養素含有維生素B群（B_2、B_6、B_9、B_{12}）、C、A、E、K、D、礦物質（鈣、鐵、鎂、鉀）、微量元素（鋅、鉬、錳、鍺）、酵素、抗氧化物、纖維素、胺基酸及生物素，具有降血壓，降膽固醇，清除血栓和舒緩神經之功用，對於緩解便祕、高血壓、皮膚病、闌尾炎、失眠、口角炎效果不亞於醫藥，最重要的是沒有副作用。白米因去除糖麩及胚芽，僅剩碳水化合物，只提供熱量，營養價值遠低於十穀米。要健康長壽，每天要吃多種類食物、多吃十穀米，也可預防血管硬化、腦中風、痛風、心肌梗塞、癌症等現代文明病。每天一碗十穀健康粥，健康又長壽。

如以一串項鍊來比喻人類所需要攝取的各種營養素，每顆珠子就代表著一種營養素，如果長期的偏食、外食或亂食，將會因爲缺少某些或某種營養素而導致病痛，如憂鬱症、癌症、攝護腺腫大等；所以，與其到了要吃藥來治病的地步，何不在日常生活中就慢慢改變飲食習慣呢？生病時看醫生吃藥固然是正確的，但有些人過度依賴藥物，反而容易產生副作用。其實正確的飲食習慣與持續的運動，才是讓身體不會生病最根本的方法！

「吃藥」是在急症救急時服用，或是要扭轉症狀時的最佳良策，但仍屬於治標而不能治本的方法。西藥服用過多會產生胃潰瘍、肝、腎功能異常提高或藥物性肝炎、腎衰竭，所以盡量不要養成吃藥的壞習慣，而是要努力提升身體的自癒力。

中藥和西藥各有其優缺點，能對症治療就是好藥。平常不生病時食物是最好的醫藥、自己就是最好的醫生。生病時一定要先找醫生診治，醫治好了以後，還要養成好的飲食習慣，也要多運動，不妨試著改吃十穀來調整體質、加強身體免疫力，想要移轉依賴吃藥的習慣，就從吃十穀開始吧！

十穀雜糧是最好的金字塔組合食物

十穀雜糧在世界衛生組織的食物架構中，是最好的金字塔組合食物。科學家對十穀之研究發現，十穀中澱粉、蛋白質、纖維素、礦物質均是目前最佳營養攝取來源，也是對抗西方文明病的健康食品。歐美在近年來對穀類攝取量也大大的提升。

一九九三年美國農業部（USDA）與衛生部頒布健康飲食指南——「金字塔式的食物指南」，幫助一般人更清楚了解，每天應該如何來選擇三餐的食物以維持健康。

在最新的「金字塔式的食物指南」中把穀類、米飯、麵包和麵類，作為最大宗基礎食物（即金字塔的底部），因爲這些食物含有複合式的碳水化合物（即澱粉及纖維質），而油脂及糖則排在金字塔的最頂端，表示其攝取量不宜過多，才能達到健康飲食的目標。指南中並建議每天攝取三～四碗米飯，每碗兩百公克，三百公克蔬菜，二～三個水果。

以營養觀點來說，人體每天所需總熱量的60％應由碳水化合物來提供，10％由蛋白質，30％則由油脂來供應。油脂每公克提供九大卡熱量，而每公克碳水化合物及蛋白質提供四大卡熱量。但就食物可獲得量來看，國人目前比例分配卻是醣類占32％，蛋白質占10％，脂質占40％，脂肪明顯過高。油脂過多、穀類太少，纖維質可能就不足，就容易造成腸胃、心血管及一些慢性疾病的發生，而不健康的飲食習慣就是元凶。

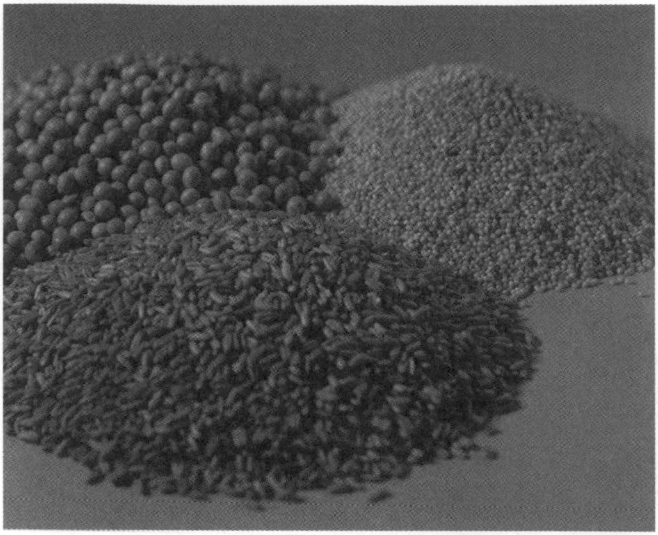

根據過去的統計資料，在台灣，各種營養素的供應量以脂肪成長最快，一九九四年比一九八四年增加50%，但在醣類方面，也就是中國傳統的主食穀類，在國人飲食中的重要性似乎日益下滑。一九六七年台灣每人每年稻米消費量是一百四十公斤，而到一九八五年降到八十公斤，一九九四年已降到五十六公斤，顯示臺灣地區稻米的消費數量逐年下降且仍在持續下降中。

十穀的營養成分主要是醣類，也就是澱粉質，約占75%，而蛋白質約占7%，油脂約占2%，所以吃十穀主要是提供熱量。從營養的觀點來看，我們希望一天所需要的熱量是從澱粉，尤其是由十穀來獲得，約占80%，其餘的熱量則由蛋白質及油脂中獲取，而這樣的比例足可平衡國人的膳食，確保國人的健康。

十穀所提供的熱量，在九十公克的十穀中，約可提供三百五十卡路里，換句話說，一杯十穀約一百五十公克，可煮兩碗飯，一碗約三百卡路里。一個中年人每天需要兩千卡路里，因此，一天吃四~五碗，即一餐約一碗半碗，則可供應一天所需熱量的50%，對人體相當有益的。

我們吃十穀仍可攝取蛋白質，因爲十穀中也含有蛋白質，且蛋白質之品質相當優良。從營養觀點而言，蛋白質就是供應必需胺基酸，若所有胺基酸都含有的就叫「完全蛋白質」，通常牛奶、雞蛋、肉類中都含有完全蛋白質，包含所有必需胺基酸。

十穀米養生健康法的栽培天才

本書出版後，引起社會、醫界和美食界的重視，本人深感榮幸受中華美食展主辦單位邀請，在台北世貿大樓做抗癌飲食專題演講，當場人山人海，會後簽名會更是熱絡。有許多讀者錯過這場演講，我特別補充這段〈十穀米養生健康法栽培天才〉以免遺珠之憾。

一般凡人一生的奮鬥賺錢，就像野生動物都是爲了生存與傳宗接代。雖說龍生龍，鳳生鳳，老鼠生來會打洞，但是將相本無種，天才可栽培。我有一位病人是台灣網球國手王宇佐他的身高一九二公分，而他父母身高都不到一七〇公分。

多年前南科一位二十七歲的工程師看了我的著作：《生機飲食經》及《有機飲食無限生機》，對書中我提倡的綠十字醫療頗有同感，打電話給我說：「三個月後將要結婚，想跟未婚妻生一個健康的生機寶寶，請教我如何進行優生學培育做人以傳宗接代。」他與新婚太太按照我的方法，果眞生了一個聰穎健康的小孩，幼稚園老師說這小孩是一位天才兒童，日後必成大器。

詩人白居易生下來七個月便識「之、無」二字。音樂神童莫札特說：「我自己也不知道我的樂章是從哪裡湧出來的，只要在無人干擾的情境下，創作靈感就源源不絕。」曠世奇才達文西，是五百年來難得一見的天才中的天才，傳奇中的傳奇。他是美術家、天文學家、流體力學家、軍事武器家、音樂家、解剖學家與地質學家。天才是從上天（宇宙）獲得才能（智慧）的人。

一個人的天分除了廣爲人知的「先天」與「後天」之外，尙有一個少爲人知的「胎天」。精子與卵子的先天品種決定於父母那一世的智慧、健康、修行、外觀（身高、膚質）。所以父母親的學識、飲食、行爲和人格特質，會透過DNA忠實地記載在遺傳基因裡。

所以我建議這對電子新貴工程師多看畫展、博覽群書，蜜月時到歐洲旅遊，做義工多行善事，做有氧運動、瑜珈，在湖邊冥想靜坐，吃有機飲食，多正面思想，住綠建築房屋如森林民宿，多到綠森林（如阿里山）做深度呼吸吐納，在地靈人傑的環境中，才能孕育天才與領袖，這段時間完全避免食用黑心食品，笑口常開不讓負面情緒影響思維。

這對夫妻每天按照我的叮囑去做，並詳細做紀錄、寫日記。在蜜月旅行出發前一個月，我推薦他買了我編著的《按摩聖經》（世一出版社）一書，我用電腦秀了書中所附DVD的按摩手法，及各種精油的用法，教了他們夫妻按摩的招式及手法。

另外還送他們尚未出版的《性愛按摩》的電子檔，內容健康、浪漫。另外提供我寫的一本藥膳食譜，請他們在冬天時進補淫羊霍藥膳。

「物競天擇，適者生存」，他們兩位在播種前，身心靈達到最完美的境界，男生精子如虎賁雄兵，女生卵子像美麗的公主，準備從億萬的神鬼戰士（精子）中，挑選一隻最聰明強壯的精子做爲她的白馬王子。女人懷是英雄溫柔鄉，精子、卵子結合成爲受精卵，送入洞房（子宮）。

在懷孕十個月的「胎天期」，我請太太多看俊男美女照片，及可愛寶寶的相片；朗讀世界名著、詩文，用胎教專用耳機貼在肚皮上撥放巴哈、莫札特、貝多芬、心經、大悲咒和聖歌等音樂，讓腦波呈現α波，頻率是8到12赫茲。

耳機有時也播放英語CD及英語兒歌。同時請先生常對太太枕邊說甜言蜜語，黃昏帶太太去森林、海邊、公園散步，一起做SPA讓太太浸潤在幸福美滿的氛圍中。

據先生描述小孩生產過程極爲平順，只有少許陣痛。他們堅持餵母奶，而且媽媽餵母奶期間勵行均衡「十穀養生健康法」，不吃垃圾食品。乳房是一對過濾作用不佳的天生奶瓶，媽媽吃什麼，寶寶也吃什麼。

所以媽媽一定要避免食用或接觸到有環境荷爾蒙的食品及物品。在兩年餵奶期間，媽媽絕不擦口紅、指甲油，不用染髮劑或含有有螢光劑的洗劑，不穿高跟鞋，少坐沙發，少用電腦，少用行動電話，少看電視。以手傳愛幫寶寶做嬰兒按摩。

這個天才兒童，生出後從沒用過健保卡，頭髮烏黑亮麗，雙語能力強，肢體韻律協調、音感佳，唱歌有如天籟之音，記憶力強，過目不忘，三歲就學會游泳，日後必成爲台灣的達文西。

台灣父母不會在「先天期」及「胎生期」下一點功夫，只會在「後天期」給小孩上才藝班、安親班、心算班，而小孩卻沒有那種天分與資質，徒勞而無功。

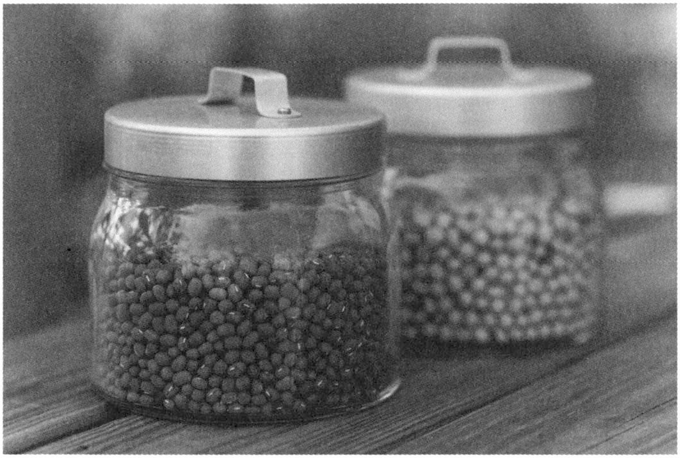

傳揚果林老和尚長壽的祕訣

我是台南市人，當年以第一名考上台大電機系。在一個仲夏夜，我念著原文書倚在台大醉月湖的花畔，輕風徐來，水波不興，我的呼吸突然變緩慢、全身感到無比的放鬆，恍若感到我的元神離開我的肉體飄浮在半空中，並以極快的速度到達了少林寺，寺內走出來一位仙風道骨的老和尚，老和尚貌似六十開外、精神矍鑠，炯炯有神、聲若洪鐘，老和尚說他法號「果林」，並端詳我好一陣子說我有慧根，並斷言我以後會懸壺濟世。

我說：「我讀台灣第一志願台大電機系，不太可能當醫師。」

他說：「日後便知，天機不可洩露。」

老和尚爲讓我有更多方法救世濟人，傳授我一種「氣功」及「十穀健康粥祕方」。老和尚說他每天早上四點半起床，先練氣功一小時，再吃一碗十穀健康粥，所以雖然他已一百多歲，看起來卻只有六十多歲。我默默學了氣功及十穀健康粥的祕方，想說日後公布給世人，讓世人獲得眞正健康。靈魂回來後，我也不把它當一回事。回到現實生活，這一段與老和尚的既視 déjà-vu 奇遇也漸漸淡忘了。後來經過了七年多，我就讀陽明醫學院時，果林老和尚來台灣講經，我倆正式相見，當時眞是一見如故，暢談多年來享用十穀的心得。

（註：Déjà-Vu 中文解釋是既視感，指對於未曾體驗的事情，有似曾相識的感覺。每個正常人或多或少都有過既視感的體驗，也就是在某個時刻，自己所處的環境、自己的言行和他人的言行似曾相識或覺得和經歷過的完全一樣，甚至可以「預感」到下一時刻某人會說什麼話或做出什麼動作。「Déjà-Vu」的法文原意直譯是「看過了」，英文翻譯，意思是指「似曾相識」，甚至還會帶點「前世今生」的靈異色彩。）

果林老和尚是大陸少林寺的方丈，有練武功，身體十分健朗，現年一百多歲，仙風道骨，精神矍鑠，聲若洪鐘，健步如飛，貌似六十開外。他吃的素齋不同於一般寺廟的素食，而是屬於健康的素齋。

他講求十穀雜糧及生鮮果蔬的均衡飲食，所以他擁有十分健康的身體。許多人請教果林老和尚，如何求得健康與長壽的方法。

果林老和尚說：「你每日吃一碗十穀健康粥，將糙米、黑糯米、小米、小麥、蕎麥、芡實、燕麥、蓮子、麥片和紅薏仁等分量混合在一起，這十穀加入適量水，可以煮熟，只要每日不間斷食用，自然擁有健朗之身體。」

我自台大電機系畢業後，到東引外島當預備軍官。當時陽明醫學院韓偉院長說服教育部舉辦學士後醫學系考試，我參加了第一屆的筆試及口試，沒想到竟然獲得錄取。

經過見習、實習後，我披上醫師袍，開始懸壺濟世，眞的應驗了老和尙的預言，我成爲全台灣第一位具有第一志願的雙學士。後來我又取得高考及中醫針灸執照。

我想我考場順利，應與老和尙傳授給我的十穀健康粥有關，這些寶貴的養身法，讓我讀書、推理、思考和記憶的技巧都能發揮得淋漓盡致。

我與老和尙的因緣及十穀健康粥之典故，透過全球網路傳播，在八十九年引起很大迴響，全世界華人將近三百萬人都閱讀過並廣爲流傳。

很感謝晨星出版社尋覓到我，邀請我全力將這十穀健康的資訊集結成書，以嘉惠更多讀者應用。

老和尙的話，我謹記在心、不敢藏私，特別將這段因緣、祕方及奇遇公布出來，希望我們下一代比我們看得更高、更遠、更健康。

第一篇

健康長壽的祕訣

長壽村的居民，長壽的主因除了多攝取高纖維、低卡路里、低動物脂肪和低蛋白的健康食物之外，就是擁有清新的自然環境和與世無爭的人生態度，重視自我身、心、靈的健康。

平衡的飲食，健康的五穀雜糧與均衡的營養食物，都是健康長壽的主要因素，而不正當的飲食習慣，即是導致癌症與早衰的主因。

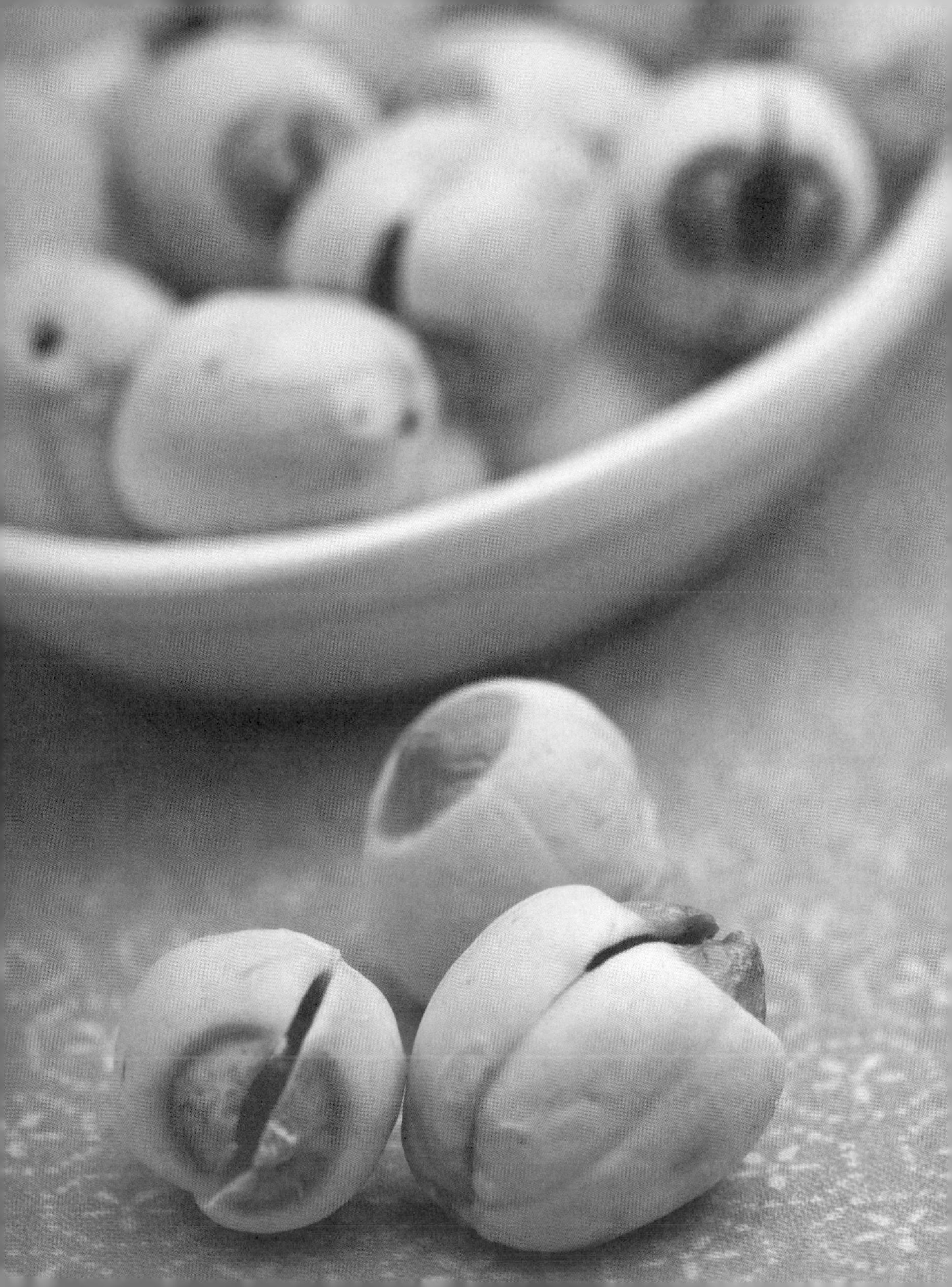

第一章

世界五大長壽村飲食祕訣

目前在全世界的村落中，有五個地區被「國際自然醫學會」認定爲長壽之處，也就是在每百萬人口中擁有七十五位以上的百歲老人，就算符合長壽地區的標準。這五大長壽村如下：

五大長壽村	五大長壽村老人具有共同的飲食特點
1 中國廣西巴馬	一、食不過飽
2 中國新疆和闐	二、五穀雜食
3 巴基斯坦罕薩	三、飯食清淡
4 外高加索地區	四、多食蔬果
5 厄瓜多爾的比爾卡班巴	五、常喝酸奶

這些地區的居民其長壽的主要因素，除了多攝取高纖維、低卡路里、低動物脂肪和低蛋白的健康食物之外，就是擁有清新的自然環境和與世無爭的人生態度，注重本身身、心、靈的健康。

長壽村的老人，依勞動所需要的熱量適當攝取食物，避免外界環境不必要的干擾，於是，他們的壽命自然延長。也就是說，長壽村的良好生態環境與生機能量的攝取，即是延年益壽的主要因素。

五大長壽村的居民長壽飲食祕訣統計簡表如下

名稱	經常食用的長壽飲食
1 中國廣西巴馬	玉米及茶油、酸梅、南瓜、竹筍、白薯等天然食品。
2 中國新疆和闐	茶、玉米做的饢、湯飯、饃饃（蒸餃）
3 巴基斯坦罕薩	粗製麵粉、奶製品、水果、青菜、薯類、芝麻、罕薩之水
4 外高加索地區	麵包、粥、菠菜、豆角、韭菜、白菜、洋蔥、紅辣椒、無花果
5 厄瓜多的比爾卡班巴	豆類、玉米、香蕉、甘薯、大米、芒果、泉水

1 中國廣西巴馬長壽村

巴馬人都是以天然食品爲主，大致上是茶油、紅薯葉、酸梅、南瓜、竹筍、白薯和玉米粥等，這些食品都具有低脂肪、低動物蛋白、低熱量和高維生素、高纖維素的特點。其中的玉米粥搭配白薯和各類蔬菜、豆類等，更是提高食物營養互補的最大功用。

不飽和低脂肪酸和微量元素的攝入，正是巴馬人長壽的關鍵所在。其中的玉米、白薯等含有豐富的微量元素，火麻製成的油和湯含有大量的不飽和低脂肪酸。

居民使用火麻茶油將菜熱炒，使食物更具有營養與美味。火麻湯是好客的巴馬人的主菜，火麻是珍貴油料作物，生長在巴馬山區的土地上。火麻仁是目前所有常見的食用植物油中，不飽和脂肪酸含量最高的，也是目前世界上唯一能溶於水的植物油。

（註：火麻又俗稱麻子仁、大麻子、火麻仁等，屬性是味甘、性平，能夠滋陽補血、烏頭髮、治療虛弱老人的腸燥便祕及習慣性便祕症。）

巴馬有非常獨特的愛情婚姻生活，男女青年自由戀愛，新婚之夜夫妻不同房，女子新婚階段不到夫家過夜，直到她們不喜歡再過單獨生活，很想要小孩子，才住到夫家去過夫妻生活。他們有節制的夫妻生活，符合了中醫長壽養身「欲不可絕」與「欲不可縱」的高深理論。

百歲老人中大多不識字，也沒有特定的宗教信仰，卻深深受到儒家、佛家、道家傳統思想的影響。他們以忠厚傳家、孝道治家，心性與自然和諧統一，生活常浸潤在怡然自得的環境中。尤其巴馬屬於亞熱帶氣候，充沛的降雨使空氣中每立方釐米的負離子達兩千～五千個，能增強人體抵抗力，促進身體的新陳代謝；加上氧的供應量充分，巴馬又被稱爲「天然氧吧」。

生活在遠離塵囂的山區或海島，陽光充足、氣候溫和，走入山中，感受到有時煙雨濛濛，有時豔陽高照，一股清風吹來，沁人肺腑，眞是心曠神怡，人間仙境，世外桃花源。

這裡的生活方式很簡單又健康，每個人日出而做日落而息，他們沒有競爭與壓力。在我們身處繁忙現代的社會，花大錢買營養食品養身的同時，應該學學巴馬縣的老人，放慢腳步、看開名利，好好地享受恬靜的鄉村簡樸生活才是健康之道！

巴馬人常吃食物其營養功效簡表

經常吃的天然食品	營養成分及功效
玉米	營養成分：碳水化合物、蛋白質、脂肪、β胡蘿蔔素、核黃素、維生素、鈣、鎂、硒、維生素E和脂肪酸。 功效：促進細胞分裂、延緩衰老、降低血清膽固醇、防止皮膚病變的功能，還能減輕動脈硬化和腦功能衰退。

茶油	**營養成分：**含有豐富的蛋白質、維生素A及E。 **功效：**降低血中膽固醇，以及預防心血管疾病，並可潤肺、清肝解毒、整腸健胃。
酸梅	**營養成分：**枸櫞酸、有機酸和礦物質。 **功效：**能降低肝火，更能幫助脾胃消化，並滋養肝臟。
南瓜	**營養成分：**維生素C及葡萄糖、鈣、鐵、β胡蘿蔔素。 **功效：**預防氣虛乏力、肋間神經痛、瘧疾、痢疾、解鴉片毒、驅蛔蟲、支氣管哮喘、糖尿病等症。
竹筍	**營養成分：**維生素A、B_1、B_2、C及荷爾蒙。 **功效：**清熱化痰、利水消腫、潤腸通便。
白薯	**營養成分：：**食物纖維、膠質、多種維生素和礦物質。 **功效：**提高消化器官的機能，滋補肝腎，消除眼睛疲勞，提高視力。
不飽和低脂肪酸（亞麻油酸）	**說明：**飽和及不飽和脂肪酸，是依其脂肪酸的分子中是否有不飽和鍵而分。如果一長鏈脂肪酸分子中有雙鍵、三鍵的結構時，我們就稱之為不飽和脂肪酸，通常又可分為單元不飽和脂肪酸與多元不飽和脂肪酸，亦即如果長鏈脂肪酸分子中，只有一個雙鍵或三鍵的結構，就稱為單元不飽和脂肪酸；兩個以上就稱為多元不飽和脂肪酸；愈多元的脂肪酸及性質愈不穩定。
微量元素	**說明：**如果人體每天需求量低於一百毫克，稱為微量元素，包括鋅、銅、錳、鐵、鈷、氟、鉬、碘、硼、鉻、矽、硒、鍺、釩、鎵、鎳、錫、鑭、鋰等十九種元素。

2 中國新疆和闐長壽村

新疆和闐地區是世界著名的長壽區，擁有豐富的長壽遺傳基因。和闐老人愛喝茶吃饢，據「環球時報」報導，新疆和闐於田縣的拉依蘇村，是中國境內的世界長壽之村。據探險隊介紹，拉依蘇村有兩千四百人，九十歲以上的長壽老人就有十六人。

村裡的肉孜老人已有一百一十歲，身體健朗，勤於勞動與身體鍛鍊，每天還能幹活兩個多鐘頭；雖達高齡，日常生活中，仍能經常從事生產勞動的活動。勤於勞動是居民健康長壽的一個重要因素。老人說，他每天天黑就睡覺，清晨雞叫就起床。老人僅於早晨和中午喝茶、吃饢，晚上幾乎不吃東西。

據肉孜的大兒媳婦講，老人喜歡吃湯湯水水的東西，愛吃玉米做的饢。肉孜老人的妹妹也已一百零四歲了，她五十歲之前沒得過什麼大病，只是偶爾罹患感冒。

他們每天早晨喝茶、吃饢，中午吃拌麵、湯飯和饃饃，晚上吃半個饢。他們平日不喜好甜食，每天早晚必做的一件事就是喝足白開水；當地天然水質其水分子格外的小，就因爲這些微弱能量的水，能將長壽老人的毒素代謝物輕易排出體外。

他們年輕時身體很好，一個人可以開墾三畝荒地，老了身體仍硬朗結實。而且，一般夫妻不吵架，子女也都很孝順，左右鄰居相親和睦。

科學家研究發現，新疆和闐地區遊牧民族，雖然生活在乾旱的沙漠邊緣，但因長期食用有沙漠金參之稱的大芸，因此生命力超強，長壽人數高於經濟發達的東部地區。

中國和日本的科學家研究和闐維吾爾居民的飲食後指出，當地遊牧民族喜歡食用的大芸，學名為管花肉蓯蓉，維吾爾族人又稱它是沙漠人參或大漠金參。

（註：肉蓯蓉是中國特有的補腎健體草本精華，已有近兩千年歷史。《神農本草經》中記載的「肉蓯蓉羊肉羹」，是將肉蓯蓉刮去鱗甲，以酒浸洗去墨汁，薄切，與山芋、羊肉做羹。）

新疆「長壽村」的和闐老人，多數心胸開朗，性情溫和樂觀知足，待人坦誠，而且無憂無慮態度安詳，不發脾氣、獲得大自然最佳的精神洗禮；不僅壽逾百歲的居民占相當的比例，而且居民身心都健康，幾乎沒有心臟病和癌症，或是像文明社會的各種成人慢性病，如高血壓、糖尿病、老年痴呆病、慢性支氣管炎、老年骨關節和胃腸潰瘍等。

和闐人常吃食物其營養功效簡表

經常吃的天然食品	營養成分及功效
茶	營養成分：兒茶素類及其氧化縮合物、黃酮醇類、雜鏈多醣類、維生素C及E、β胡蘿蔔素、皂素、氟、鋅、硒、錳。 功效：抗氧化、抗突然變異、防癌、降低膽固醇、降低血液中低密度脂蛋白、抑制血壓上升、抑制血糖上升、抑制血小板凝集、抗菌、抗食物過敏，腸內微生物相可得到改善並消臭。
玉米做的饟	營養成分：含β胡蘿蔔素、核黃素、鈣、鎂、硒、維生素E和脂肪酸。 功效：抗癌、抗氧化、降低血清膽固醇和調節免疫功能的作用。
湯飯	營養成分：纖維素、維生素B群、礦物質、酵素。 功效：防止便祕及預防大腸癌。

3 巴基斯坦罕薩長壽村

世界上平均壽命在一百歲以上的民族，就是巴基斯坦罕薩居民。他們靠耕種小麥、大麥和玉米為食，喝的是豐富礦物質的雪水，蔬菜是無農藥耕種的。

他們常生吃蔬菜，攝取未受破壞的維生素營養素，清晨呼吸清新的高山空氣，配合每天耕種的勞動，讓長壽老人保持健康、開朗和充沛的體力。

罕薩曾被稱爲「香格里拉」，在罕薩山谷裡，四萬五千萬位罕薩人世世代代過著「日出而作，日落而息」的農耕生活。他們生活上心靈淨化、作息簡單，而且他們長期居住在沒有污染的環境中，遠離文明的競爭與紛擾。據了解，罕薩當地人幾乎從不患病，健康地活過一百歲並不算什麼稀罕事。

根據研究，罕薩人喜歡吃粗製麵粉、奶製品、水果、青菜、薯類、芝麻等，大多攝取未經精製的天然穀物、雜糧和種子類食物，這些食物含有大量的纖維素，可幫助排除體內的廢物和毒素。

罕薩人還喜歡適量飲用一種由葡萄、桑椹和杏製成的烈酒「罕薩之水」。此外，罕薩山谷附近有許多冰川、河流，這些水質中含有豐富的礦物質，常年飲用有利於人體健康。

以務農爲生的罕薩人，樸實的生活習慣使他們擁有豁達自然的富足人生觀，遠離了現代社會的惡性不良競爭，是居民擁有健康長壽的法寶。

罕薩人常吃食物其營養功效簡表

經常吃的天然食品	營養成分及功效
粗製麵粉	**營養成分：**維生素A、B群及礦物質鈣、鐵、鉀、鎂。 **功效：**減輕便祕、痔瘡，預防直腸癌及乳癌，有益心血管。
奶製品	**營養成分：**蛋白質、維生素B群。 **功效：**刺激胃腸蠕動，幫助排便、合成荷爾蒙。
葡萄	**營養成分：**糖類、蛋白質、脂肪、維生素、蘋果酸。 **功效：**預防水腫及胃炎、腸炎、痢疾、慢性病毒性肝炎、疹、痘瘡及抗氧化。
薯類	**營養成分：**纖維素、蛋白質、粗蛋白。 **功效：**排毒、預防便祕、保護視力，降低膽固醇。
芝麻	**營養成分：**脂肪、蛋白質，維生素B_1、E，菸鹼酸、鈣、磷、鐵、蛋黃素、膽鹹、肌糖。 **功效：**強化血管的作用，保護心臟防老作用，促進發育、預防貧血，滋補神經潤養腦髓，助消化防潰瘍的作用，美容、通便防止頭髮脫落變白。
罕薩之水	**說明：**由葡萄、桑椹和杏製成的烈酒。

4 外高加索長壽村

在外高加索地區，當地居民每天都吃用玉米做的麵包和粥，每天至少要喝兩杯牛奶、三到四杯發酵奶，喝時還要放蔥、芹菜等。此外，當地人還常吃菠菜、豆角、韭菜、白菜、洋蔥、紅辣椒以及當地產的無花果；他們不吃香腸、燻肉或火腿，更少吃蛋糕、動物油脂或糖果；也不喝咖啡，只是喝當地產的「喬治亞茶」。

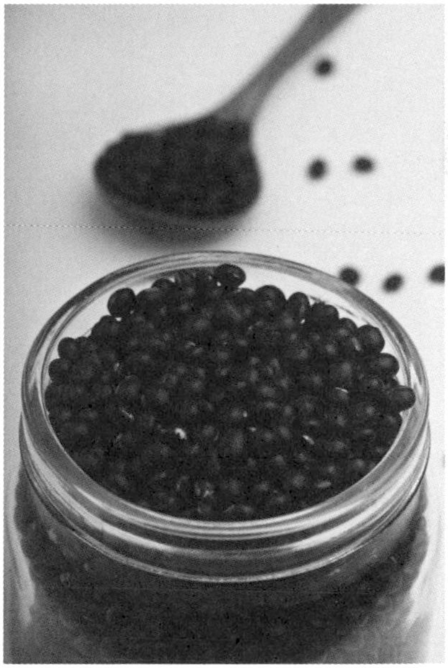

在全世界的長壽村中，外高加索地區是百年人瑞最多的地方，許多七、八十歲的老人外表依舊光鮮亮麗，皮膚白皙透紅，甚至沒有任何黑斑、老人斑，實在是令人欣喜與驚奇。消息傳出後，各國的人類學家、生物學家及醫學人員，經過多年的合作研究，發現當地人習慣取用自高加索雪山底下的天然泉水，作爲日常生活洗滌、炊煮及灌溉的來源。因此，相關研究人員於西元一九九三年，由當地天然植物中萃煉出純天然的保養聖品，稱之爲「Cocaso」。

樂觀的生活態度是居民健康長壽的主要原因之一，許多當地八、九十歲的老人總是和年輕人一起又唱歌又跳舞。讓人猜不出他們的眞實年齡，而他們也忘了自己的年齡。除了樂觀的心態，他們勤於勞動的工作著，讓體力在自然環境下鍛鍊。攝取大自然的食物與勤於勞動，是「外高加索地區長壽村」居民健康長壽的一個重要因素。

現代人追求盡興、刺激，不喜歡勞動，迅速繁忙的社會節奏又常常讓人處於緊張狀態，這些與外高加索地區長壽老人的生活方式是背道而馳的。長壽老人簡單、純樸的生活方式，以及熱情友善、樂觀向上的態度，都是現代人追求長壽所要學習的精神。

外高加索人常吃食物其營養功效簡表

經常吃的天然食品	營養成分及功效
麵包	營養成分：黃體素、玉米黃質；維生素A、C、E。 功效：幫助胃腸消化澱粉類食物的功能。
粥	營養成分：β胡蘿蔔素；維生素、C、E；鐵、硒、鈣。 功效：通便理氣、消滯、體質強健、神清氣爽、明目。
菠菜	營養成分：：蛋白質、無機鹽、葉綠素、維生素C、鐵。 功效：補血養血、幫助消化，治療糖尿病、通便、便祕。
紅辣椒	營養成分：辣椒素、β胡蘿蔔素、維生素C。 功效：防減輕疼痛、加速新陳代謝。
無花果	營養成分：有機酸和多種酶、葡萄糖。 功效：助消化、保肝解毒。

5 厄瓜多爾的比爾卡班巴長壽村

在厄瓜多爾南部山區有一個叫比爾卡班巴的村莊。據當地政府介紹，比爾卡班巴大約有五千人，其中有二十多位百歲以上的老人，是西半球最長壽的地區。數年前他們的老婦人還在小鎮的狂歡節上跳舞，老人的生活很注重運動與勞動；從日常家務活動到各種休閒娛樂、趣味性的變化，已經融入長壽老人生活中的點點滴滴。

比爾卡班巴的居民沒有金錢和競爭概念。根據探險隊調查，老人喜歡吃豆類、玉米、香蕉、甘薯、大米和芒果這些天然食品，而且每週只吃兩次雞或魚等動物性蛋白質食品。當地人還喜歡飲用泉水，探險家及科學家分析發現，當地泉水中的礦物質含量較高，其中鐵、鎂、鋅、鉀、鈣等成分的比例很理想；不僅能防止糖尿病及心臟動脈硬化，更有益於長壽與健康。

這裡的居民很喜歡勞動，這使得他們對文明病及心腦血管疾病有「免疫」功效。而很少吃動物性蛋白質和高熱量食品，使得當地人擁有穩定的新陳代謝，過著接近原始的生活。「思想純淨生活簡化」、「返樸歸眞少思寡慾」應該就是當地居民健康長壽的生活法則。

比爾卡班人常吃食物其營養功效簡表

經常吃的天然食品	營養成分及功效
豆類	營養成分：異黃酮類、植物性雌激素。 功效：預防癌症、骨質疏鬆症及子宮頸癌。
玉米	營養成分：碳水化合物、蛋白質、脂肪、β胡蘿蔔素、核黃素、維生素。 功效：預防心臟病和癌症、抵抗眼睛老化、刺激大腦細胞，增強人的腦力和記憶力。
香蕉	營養成分：維生素A、鉀、鎂、纖維素。 功效：治抑鬱和情緒不安。
甘薯	營養成分：植物纖維、蛋白質、粗蛋白、鉀離子、β胡蘿蔔素。 功效：維持上皮組織健康，保護視力，降低膽固醇，防治高血壓、退肝火、利尿。
芒果	營養成分：糖分、蛋白質、粗纖維及維生素A、B_1、B_2、C；鈣、磷、鐵、鈉。 功效：預防癌症、抑制動脈硬化、高血壓。
泉水	營養成分：礦物質含量較高，其中鐵、鎂等成分的比例很理想。 功效：舒緩、鎮定紅腫、過敏，適宜穩定身體。

第二章

中國彭祖長壽祕訣

探討彭祖的長壽之道

美國學者海爾比利以人類細胞分裂研究，當細胞分裂到第五十代便老化死亡，分裂的週期爲二．四年，推算出人類的壽命爲50*2.4=120歲。中國堯舜時代，彭祖相傳活了八百六十八歲，按考證那個年代是以六十天爲一年，所以彭祖眞正壽命大約是一百四十二歲。

分析彭祖長壽的因素總論有三大祕訣：

第一點：環境和生態的因素——知足常樂的生活態度，家庭和睦、母慈子孝、尊賢敬老的社會風氣，成就彭城人的特殊環境和生態。

第二點：科學與養生的因素——彭城是中國武術文化的發源地，以氣功導引術把靜功（呼吸運動）與動功（軀體運動）有機地結合起來。彭祖創始武術氣功導引術，追求「導氣令和，引體令柔」的境界，是中國最早的古代健身術，對祛病延壽、強身健體具有很大的功效。後世的五禽戲、易筋經、八段錦和太極拳等武術功法和套路，都是由此演變發展而成的。

彭祖很講求精神愉悅，不會因四季時令而不和，反能根據季節的變化去調整冷暖；不會因爲欲望而產生困惑，能適度的把握七情六欲。他講求一年四季隨時調節居住環境，冬天要保暖，夏天要避暑，讓身體舒適；淺淡品嚐娛樂，不縱欲過度，讓精神通暢；外表的儀容及裝飾樸實無華；不貪得無厭，使志向專一；爲能使心氣平和，在五官五色方面、力求和悅歡樂。

彭祖是古代烹飪之神，其養生之祕最重要的一環指的是「炊飯以養榮，炒米以養衛，榮衛皆有所養，方能長生久視」。根據食品的不同性味，合理搭配膳食，也就是以食品之五味，和諧人體之五臟。

彭祖的房室養生術建立在男女和順的基礎上，強調和諧順暢。

對於炒米煮湯之看法

從壓碎炒焙的全米，分析出水溶性脂質，維生素E的油脂光澤，並且含有亞麻仁酸的濃厚香味，科學界公認維生素E為抗老化、抗氧化物質。

當米澱粉轉變成「糊漿」，將維生素E和亞麻仁脂牢固的吸附其上，不易流失，煮湯水解之後，更促成澱粉醣、消化酶，在腸道中完全利用，直接變成食糜，沒有還原胃酸，不會產生溢酸，具有促進腸蠕動和利尿、排氣功能。

所以，用炒米煮湯可增強元氣。重要關鍵是炊煮後飯營養物質的完全利用。

第三點：人文與心態的因素——彭山縣現有百歲以上老人二十七人，每十萬人口中擁有百歲老人八．三三名。彭祖長壽要訣的核心是「和諧」，強調「與人和諧心情舒暢，與天地和諧健康長壽」。表現在良好的人文環境和健康的心理體驗上。專家們發現，子孫對長輩的孝敬和家庭和睦，是老人健康長壽的重要原因。

彭祖個性樂觀恬淡，不貪圖世俗名利，不追求虛名榮耀，專心一意地講求養生長壽之道。他潛心研究師父撰寫的《九都》養生書，更將此養生經書，融會貫通，學以致用。彭祖經常盤腿靜坐，凝神屏氣地練功。從早晨坐到中午，調理氣息，揉拭雙目，周身舒適後才起來行功。他運用氣功消除病痛，減少疲勞，注重以飲食自癒疾病。

薄名利與世無爭，只是專心致志地研究養生長壽之道。他潛心學習並且融會貫通，學以致用。彭祖一生信念，不用腦過度、不過度憂慮悲哀、不極度高興、不汲汲營營、不憤怒鬱結，順著天地陰陽之道，趨吉避凶，這就是他的養生長壽之道。

彭祖的五穀養生法

五穀之首的稻米是所有食物的王者，似乎只有石器時代的人，才眞正知道稻米的價值。所以後代對稻米的發現者神農氏，亦尊稱其爲「五穀王」，以紀念其發現稻米。但是，隨著陶器時代的來臨（最少五千年）由於錯誤的烹調方式，把稻米應有的健康成分都給煮掉了，可以說此後五千年間，沒人吃過完整的米食。尤其是食用「白米飯」的現代人，忽略米飯營養素流失的問題，因爲過度加熱而使米飯營養無可避免地受到破壞和損失，每天吃白米卻不知稻米的眞正功效，眞是一個相當荒謬的問題。

彭祖是中國烹飪的始祖，陶器時代的發明家，他開創了食物的水煮、炒焙及藥物炮製。彭祖利用水煮野雞湯治好堯帝頑疾而著名，他的食物水煮之法在於，用沸水煮熟食物蔬菜。在滋養生命的基礎理念方面，炊煮之飯，水煮之粥，才能將營養物質完全發揮利用。在烹煮的理念，則強調炊飯煮粥以養榮，也就是用周全的營養物質來滋養人體的血液，並且強化五臟六腑和骨骼組織。

彭祖能身心健康和享高壽，擺脫病魔糾纏的祕密法則與捷徑，就在能擅用五穀滋養身體。

第二篇

十穀

健康飲食觀

屬於中性體質的人可以正常食用十穀養生餐，熱性體質者要注意自己身體變化，適度調節攝取及用量。如果只是攝取十穀中的每一個單一食物，將會營養不均，一天三餐不間斷攝取十穀，長久累積下來，不僅可以預防文明病、心血管疾病，更有預防癌症的效益。

十穀成分中之醣類、澱粉、蛋白質、油脂及膳食纖維，就好像一個國家中的成員關係，彼此相輔相成，猶如國王與宰相、將帥與士兵之間，各自協調著任務，並具有不可分割的關連性！

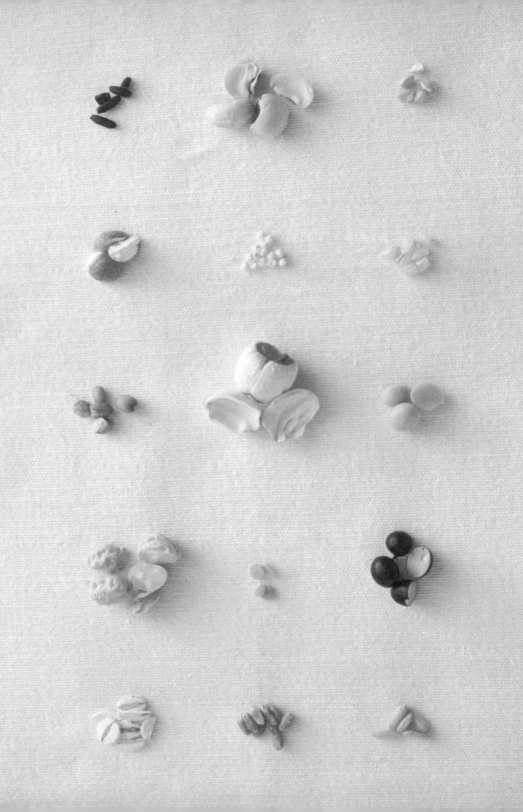

十穀米與白米有何不同？

十穀米收割後去掉殼的米，稱爲原米或糙米。原米包括92%的胚芽、5%米糠層；米糠層是指果皮、種皮、糊粉層等，爲粗糙纖維組成，水分不易浸透，煮出來的米飯較硬而且黏性低。碾去糠層的胚芽米再去除胚芽，便是精製白米。

米糠層：擔任保護胚及胚乳的角色，含有粗纖維、灰分、粗脂肪、蛋白質、維生素B_1及無機質。維生素B_1缺乏時，容易罹患腳氣病、食欲不振、體重下降、神經炎、抽筋、心臟機能不正常。米糠層內豐富的纖維素可促進腸道蠕動，避免便祕及大腸癌。

胚芽：爲種子最主要的部分，發芽之際爲形成根與葉的新植物體之部分，其成分爲氮、脂質和無機質。胚芽只有一粒糙米的五十分之一大小，但其對人體的重要營養素卻爲麥胚芽的十二倍，近來科學家更發現，米胚芽中含有非常豐富的鉻（Cr），爲一種抗癌微量元素。

十穀與白米的差別

1 成分的區別

十穀米：有一百多種有益人體健康的物質，如維生素B群、C、A、E、K、D；礦物質鈣、鐵、鎂、鉀；微量元素鋅、鉬、錳、鍺；以及含十種抗氧化酵素、纖維素、胺基酸、生物素。

白米：已先除去糖麩及胚芽，僅剩下碳水化合物，只能提供熱量，營養價值不完整。

2 咀嚼與口感的區別

十穀米：不容易咀嚼，必須靠顳顎關節、臼齒研磨後才能吞嚥並加以吸收。比較不容易消化，口感有些較硬，有些滿Q的，並不一致也不精緻，若吃慣白米後一下子改吃十穀米，會讓腸胃消化不良。

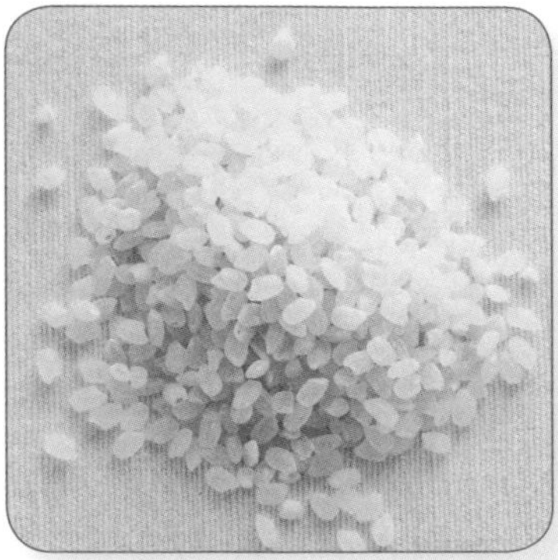

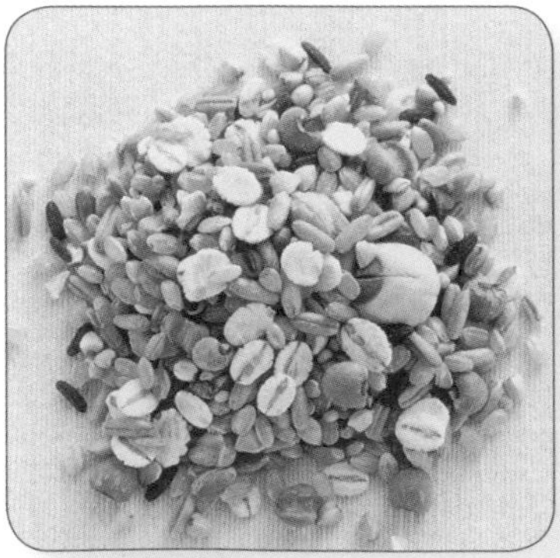

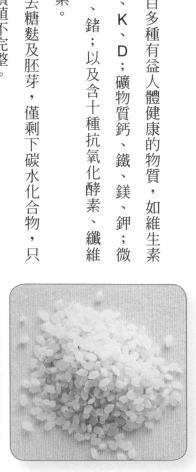

白米：精緻，口感佳，容易消化。

3療效的區別

十穀米：具有降血壓，降膽固醇，清除血栓，舒緩神經之功用，對便祕、高血壓、皮膚病、闌尾炎、失眠和口角炎都具有療效。

白米：補充體能、供應熱量與體力，修補組織、維持常體之酸鹼平衡。

4十穀與白米最大的差別

十穀米飯較硬、不容易咀嚼與吞嚥，所以在臼齒慢慢研磨、咀嚼過程中，對腦部的開發有很大幫助，口腔自然分泌出十種抗氧化酵素及維生素B群的營養，並透過小腸分泌出有益菌，減少宿便與疾病的發生。

第二章

十穀治病功效之科學分析

十穀成分中之醣類、澱粉、蛋白質、油脂及膳食纖維，猶如一國之中各成員的關係，彼此相輔相成。就像是國王與宰相、將帥與士兵，相互協調任務並具有不可分割的關連性！

十穀營養成分及治病效益

1 十穀之醣類

醣類是由碳、氫、氧三種元素所組成，且多數的醣類，其氫、氧之比例與水一樣，故又稱爲碳水化合物。十穀之醣類主要的功能在提供身體所需要的能量，一公克十穀之醣類可產生五大卡的熱量。當身體中醣類不夠時，便會以蛋白質作爲能量的來源，而使得蛋白質無法促進生長發育、修補組織之功能，所以十穀中的醣類可以節省蛋白質的消耗。

若醣類攝取不足，體內無法獲得足夠的熱量，人體缺乏活力，且蛋白質及脂質在身體內的代謝亦會不正常。美國心臟協會及營養師協會證明，十穀雜糧是富含複合性多醣類的食物，也是膳食中醣類能量來源的重點。

研究發現：攝取十穀飲食階段，除了糞便重量顯著增加，糞便保水率及糞便中粗脂肪與粗纖維的排泄量外，攝取十穀雜糧會顯著增加糞便膽酸含量，而且食用十穀雜糧會使血清膽固醇下降，所以攝取十穀具有降低血清膽固醇的作用。

2 十穀之澱粉

澱粉的微粒構造可分爲皮膜及內部兩個部分。十穀內所含的澱粉屬於多醣類，澱粉（Starch）是碳水化合物的一種。

研究發現：在高膽固醇飲食下，十穀之澱粉可顯著降低血膽固醇；而在肝臟脂質方面，十穀之澱粉有抑制肝臟三酸甘油酯含量上升的趨勢，且隨十穀之澱粉含量增加，抑制效果越好。亦即多食用十穀類，能有效抑制體內三酸甘油酯的產生。

3 十穀之蛋白質

蛋白質是由多種胺基酸所構成。十穀之蛋白質被人體吸收後，會在體內轉變成動物性之蛋白質，以供身體各組織營養之需求。紅血球之蛋白質稱血紅素，其中化學構造式與葉綠素相似，而且彼此作用相同；十穀之蛋白質能釋放出氧，幫助血液中血紅素的增加。

研究發現：十穀之蛋白質的消化率高於酪蛋白；十穀之蛋白質及十穀之澱粉組成，均可降低血清總膽固醇、低密度脂蛋白膽固醇濃度及肝臟總膽固醇含量，並且十穀之蛋白質亦能有效抑制體內脂質含量上升。

4 十穀之油脂及膳食纖維

脂質通常稱爲脂肪或油脂，當人體在休息和輕鬆活動的時候，肌肉所需要的能量來自十穀之油脂提供能量的效率很高。十穀之油脂攜帶食物中的油溶性維生素（A、D、E和K）進入小腸，以利吸收。一旦小腸生病，無法消化吸收脂肪，油溶性維生素就會和十穀之油脂進入大腸，和糞便一起排出體外。十穀的油脂與醣類一樣，都有保護體內蛋白質的效應，避免體組織珍貴資源的耗損。

十穀的膳食纖維能刺激腸道蠕動，防止食物積存腸內，預防大腸癌及改善便祕；減少脂肪及膽固醇的吸收，預防心血管疾病的發生。更因爲延遲醣類的吸收，減緩血糖上升的速度，節約胰島素分泌，而有助於控制及預防糖尿病。

十穀膳食纖維更可增加牙齒的咀嚼運動，刺激牙齦進而分泌唾液，減輕牙周病症狀之發作。

研究發現：在高膽固醇飲食下，十穀可增加糞便膽酸及中性膽固醇的排出，且其血清濃度爲最高，並顯著降低血清及肝臟膽固醇和肝臟三酸甘油酯含量。十穀含有40%以上的單元不飽和脂肪酸，建議高血脂症患者可多多食用。綜合以上各點，我們可知十穀是人體良好的能量來源，非常值得我們繼續推廣及支持。

十穀米可防癌

二〇〇六年七月的國際期刊《食品及化學毒理學雜誌》，刊登一份全米的免疫細胞實驗研究。

研究人員爲了更接近米飯煮熟後的狀態，先把收集來的十穀米樣本糊化處理，抽取米粒糊化過程所產生的懸浮液，再純化進行實驗。隨後自人體身上抽血，從血液裡分離出免疫細胞，接著把免疫細胞分成兩組，一組接受不同萃取物質的刺激，另一組維持原狀不添加任何外物，藉此觀察並比較五天後兩組細胞的免疫反應。

結果顯示，十穀米能提升免疫細胞扼殺腫瘤細胞的能力，免疫細胞經過米萃取物質的刺激後，活性明顯增加，喝十穀米粥的免疫細胞分泌的干擾素及腫瘤壞死因子濃度，比沒有喝十穀米粥組的免疫細胞大幅增加三十倍之多。

十五條防癌飲食

世界癌症基金會與美國癌症研究組織，邀請了上百位流行病學家、醫師、基礎研究者及營養學家，針對數億人口做出來的研究，找到了以下十五條防癌飲食的結論。

1 **均衡以植物為主的飲食**：將食物重心放在植物性食品上，可以試試看每天一至兩餐全吃植物性食物。

2 **適量的其他植物性食物**：豆類、全穀類、根莖類可作主要能源，最好吃粗糙天然食品，而不要以加工精緻化的型態攝取。

3 **多吃蔬菜水果**：每天至少三份蔬菜、兩份水果。每份蔬菜約爲一百公克，或半飯碗的量。蔬菜的纖維和抗氧化劑爲防癌聖品，不可不注重。

4 **減少肉類攝取**：一天不要吃超過三兩的紅肉，包括牛、豬、羊肉。特別是忌吃肥油多的部位。選擇海鮮、禽肉及非畜養的動物爲優先。

5 **維持理想體重**：以身高（公尺爲單位）的平方乘以22爲理想體重。成年人只要讓體重上升五公斤以上，癌症機會就會增加。

6 **低油低脂肪飲食**：飲食清淡，油脂佔總熱量百分之十五至百分之三十爲指標。一天不要吃超過兩種煎或炸的食物。

7 **維持動態生活**：職業屬於靜態工作者，一天要安排一小時的中度運動，如快走、游泳等。

8 **節制飲酒**：男性每日不可超過五百c.c.啤酒、兩百c.c.葡萄酒、五十c.c.烈酒，女性飲量更要減半。

9 **少食用鹽及醃漬食品**：成人一天不要吃超過六公克的食鹽，也少吃鹽醃、醃漬或加硝醃製，或含有不明來源的添加物、色素和防腐劑等的食品。

10 **適當的食物儲存**：注意食材保存的溫度及時間。米、麥、玉米、花生、豆類和蘋果均容易有黴菌繁殖過度的情況。已腐敗或長黴的食物千萬不要再吃。

11 **低溫保存食品**：冷凍（-18℃）或冷藏（4℃）溫度要夠低。

12 注意添加劑的殘留：尋找優良及來源清楚的食品，吃當季盛產的蔬果，並要清洗乾淨。

13 避免不當的食物烹調：含油食物以低溫短時間烹煮，少用明火燒烤加熱。減少在外選購或在餐館點油炸食品的機會，以避免回鍋油的危害。烤肉時加一張鋁箔紙包裏，減少將肉烤焦的機會。

14 未必需要機能食物補充劑：以天然食物作爲提供人體需要的抗癌物。勿迷信或依賴機能性食物補充劑。

15 禁菸：吸煙、二手菸均要避免。少吃檳榔。

十穀可以預防大腸癌

大腸癌是自己吃出來的病。農業社會時代，一般人都是粗飯淡菜，很少有人罹患大腸癌。到了工商業社會，日子過得富裕，大魚大肉成爲主食、米食成爲副食，大腸癌因此成爲工商社會的文明病。

在西方國家，速食飲食文化，其脂肪含量約占飲食總熱量的四成，粗食纖維都因精製後而流失，十穀、蔬果的量嚴重攝取不足。根據調查顯示，大腸癌高發病率的飲食，具有高脂肪、高蛋白的傾向，尤其是牛肉、海產，另外精製的麵粉、白糖和精鹽等，這些食材的纖維素及微量元素少得可憐，都是造成人體營養失調的原因。其中以高脂肪飲食型態的影響最爲明顯，如果再加上壓力、緊張、長期飲酒、少動、過重、便祕、失眠等因素，最容易造成罹患大腸癌。

飲食內容不要單調，要均衡攝取多種食物，不要偏食，做到科學搭配，特別是要多加攝取十穀雜糧類，新鮮的蔬、果、芽、苗、根、莖、草，就可以保證這一輩子大腸癌不會找上你！

十穀雜糧——塑身減重

許多女生想減重擁有苗條的身材，只要食用十穀調配的餐飲，即可輕易將多餘的贅肉消除，將小腹積存毒素和油脂減輕，澈底清理宿便問題。這是因爲十穀中的植物皀素可以去除油脂，並且將不好的多氯聯苯抽離出來，所以對於試過各種減重法都不成功的女性來說，不妨試用十穀雜糧當日常主食是非常健康有效的減重法。

第三章

十穀療法案例

十穀在治療各種癌症的實證案例眾多，如果在初期發現身體異常時，就能改善飲食習慣，耐心經過一段時間的實際體驗，癌細胞便能夠獲得完善的控制！

案例一：電子公司董事長的體驗

有一位電子公司董事長，身價十多億，在事業飛黃騰達、日進斗金之際，有天早上突然大量胃出血。家人急忙送他到醫學中心做檢查及治療，經過超音波、核磁共振掃描後，發現在肝臟有一顆五公分大的惡性腫瘤，這位董事長患有B型肝炎，加上頻於交際應酬，大魚大肉、菸酒熬夜，身體終於向他提出嚴重的警告。

由於肝已硬化，造成食道靜脈曲張，產生胃出血的症狀。董事長在西醫治療告一段落後，經人介紹來到我的診所，我看了他的病歷，了解他的生活作息及飲食習慣，他開了下列養生處方：

1 要學會放下。即使賺得全世界的財富，失去了健康，全部財富看得到也用不到，山珍海味聞得到吃不到，事業要放下、緊張壓力也要放下。

2 每天做十分鐘深度呼吸吐納，利用橫膈膜強力按摩肝臟，讓肝細胞可以獲得再生。

3 睡眠要充足。半夜經絡的循行走肝經，躺下來可以讓肝獲得全身血液的灌注，可以活化肝細胞。

4 每天喝500ml的蔬果芽苗十穀精力湯。

5 每天按摩全身二十個黃金穴道，各五十次，總共一千次。

二十個黃金穴道名如下：

足三里、期門、章門、命門、膻中、內關、合谷、中脘、睛明、肝俞、湧泉、氣海、大橫、神門、耳門、太衝、血海、陽陵泉、孔最、曲池。

這位董事長經過十個月的調養後，再回去醫學中心檢查，主治醫師說他的腫瘤已完全消失，知道這件事的人無不嘖嘖稱奇。我呼籲有類似癌症的患友能遵從以上養生處方，一定有治癒的機會，讓生命重新拾回生機。這二十個穴道位置於下頁圖示說明：

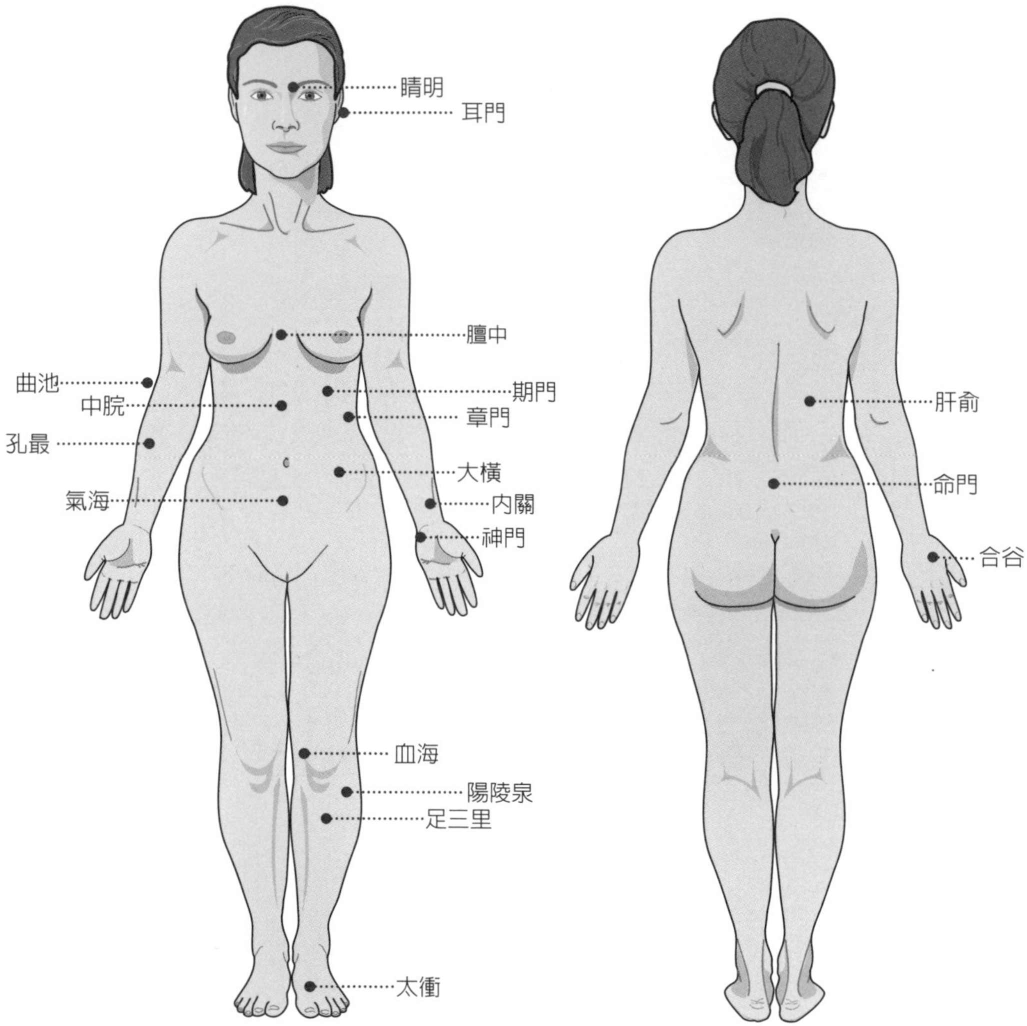
睛明
耳門
膻中
曲池
期門
中脘
章門
孔最
大橫
氣海
內關
神門
血海
陽陵泉
足三里
太衝
肝俞
命門
合谷

穴道名稱	位置	功效
足三里	犢鼻穴下3寸，脛骨前脊外一橫指處	治胃炎 神經官能症
期門	乳頭直下，第六肋間隙，前正中線旁開4寸	治皮膚症狀、食欲不振 治肝硬化
章門	肚臍上2寸，兩邊橫開6寸，在第11肋骨之端	治黃疸、腹脹
命門	後正中線上，第二腰椎棘突下凹陷中	提升活力、精力旺盛 治腰痛
膻中	在胸部，前正中線上，兩乳頭連線的中點取穴	治胸口悶、讓血壓穩定 治咳嗽
內關	腕橫紋上2寸，掌長肌腱與橈側腕屈肌腱間	安神、治心律不整 治暈車
合谷	在手背，第一、二掌骨間，當第二掌骨橈側的中點處	防感冒、改善疲倦
中脘	在上腹部，前正中線上，臍上4寸處取穴	治慢性胃炎、肝炎
睛明	目內眥角稍上方凹陷處；目內眥的外上0.1寸陷中	消除眼睛疲勞 恢復眼神活力
肝俞	第九胸椎橫突下，去脊旁開1.5寸	治眩暈、治黃疸、治肝疾
湧泉	在足底（去趾）前三分之一處，當第二、三趾骨間	治膀胱炎 高血壓

氣海	在下腹部，腹正中線上，臍下1.5寸處取穴	增強性慾、調整月經性能量
大橫	腹中部，距離臍中4寸處取穴	減肥、治腹痛
神門	腕橫紋尺側端，尺側腕屈肌腱的橈側凹陷處；仰掌，腕豆骨的橈側緣，即尺側腕屈肌腱附著於腕豆骨的橈側	治心痛、健忘
耳門	耳屏上切跡前，下頜骨髁狀突後緣，張口有孔	治耳鳴
太衝	位於足第一第二庶骨連接凹陷處	增強生命活力 強化性能力、治失眠、關節風濕、鼻塞、頭暈頭痛
血海	屈膝，在髕骨內上緣上2寸，當股四頭肌內側頭的隆起處	改善生理症狀
陽陵泉	正坐屈膝垂足，腓骨小頭前下方凹陷中	治療胃痛、全身肌肉痛
孔最	尺澤穴與太淵穴連線上，腕橫紋上7寸處	解決痔瘡 加強新陳代謝
曲池	屈肘成直角，在肘橫紋外側端與肱骨外上髁連線中點	治皮膚紅疹、目眩、耳痛

案例二：女議員的親身體驗

高雄有一位女市議員，在年輕的時候，常偏頭痛、便祕，每有症狀就看醫生，服藥後稍微好轉，過不久又故態復萌。在一個偶然機會下，有一位熱心朋友，拿了一份網路流傳的十穀精力湯製作法與效益的影印單。她看了後心中半信半疑，但仍依照紙上的方法，打了十穀精力湯，就這樣每日喝六百c.c.。經過一段時間，某次高雄市政府辦柴山登山活動，一些市政府官員及夫人爬得氣喘如牛，她卻呼吸和緩氣定神閒，臉色紅潤，而且自從喝了精力湯後，再也沒有因爲偏頭痛及便祕發作而去看醫生，甚至皮膚上的肝斑也不見了，多年不見的好朋友，都說她年輕了十歲。

她親身體驗徐醫師十穀精力湯的神奇療效，有一次搭飛機之際，仔細翻閱徐醫師的著作《生機飲食經》，深感十穀飲食之重要，應該全力推廣，於是三次登門拜訪徐醫師，遂在兩年內於高雄地區辦了九十場十穀養生演講活動。活動中計有經濟部、高雄市政府、中山大學、高中國中校長、教育局、衛生局……等，計有三千人參予此項公益活動，引起極大的迴響。

她還積極實施十穀養生法，並與周圍的親朋好友與同事分享。經過半年推廣後，大家對使用十穀養生法的經驗相互交流，有的變更漂亮，身材變苗條；大多數人不再患上感冒，健保卡少用，身體變健康了。

大家臉上充滿喜悅與快樂，這眞是始料未及的美好成果啊！

第四章

十穀雜糧的營養成分分析

十穀雜糧的屬性

屬於中性體質的人可以正常食用十穀養生餐，熱性體質者要注意自己身體變化適度調節攝取及用量。如果只是攝取十穀中的每一個單一食物，將會營養不均。

一天三餐不間斷攝取十穀，累積下來，不僅能預防文明病、心血管疾病，更有預防癌症的效益。

寒性：小米、小麥、大麥、蕎麥

中性：薏仁、玉米

熱性：高粱、糯米

三種體質現象

(1)寒性體質的現象

性情懶散、萎縮、無力、貧血、副交感神經偏於興奮，口不會渴、喜歡喝熱飲、尿量多而顏色輕淡、生理週期發育較遲的體質者。

(2)熱性體質的現象

性情容易緊張、興奮、亢進、交感神經偏於興奮，會口渴、喜歡喝冷飲、尿量較少而顏色黃濁、便祕或生理期不正常的體質者。

(3)中性體質的現象

性情穩定、隨和、平順、有活力、健康、交感與副交感神經平衡，食欲正常、睡眠良好、耐寒耐暑、精力充沛、尿量正常，以及生理發育健全體質者。

十穀雜糧營養價值、成分與治病功效表

名稱		營養成分	功效
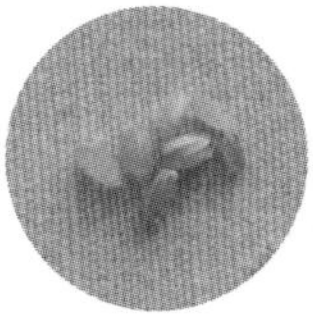	糙米	蛋白質、脂質、礦物質、纖維素、維生素B_1、維生素B_2	肩膀痠痛、腰痛、神經痛，肝臟或腎臟疾病，各種癌症和動脈硬化等的動脈心臟病都有所裨益。
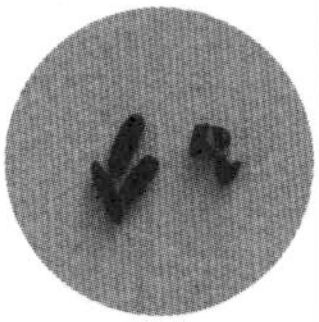	黑糯米	含有豐富的維生素、鈣、磷、鐵、鎂等礦物質和天然黑色素，及四種人體必需之胺基酸	是老年人長壽之「養生米」，產婦的「坐月子米」，骨折病人之「接骨米」，貧血病人之「補血米」。
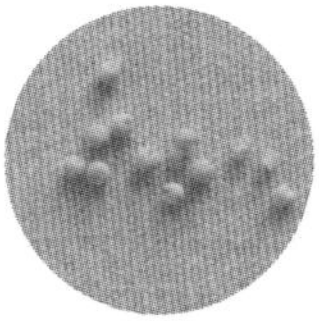	小米	維生素B及E、膳食纖維、有機硒、鈣、鐵	對心腦血管疾病、皮膚病、癌症等文明病有預防作用。
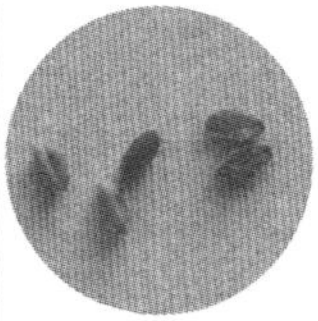	小麥	含豐富的維生素E、B及蛋白質	預防心神不寧、失眠心悸、虛汗瀉痢、眩暈，外用治癰腫外傷出血。
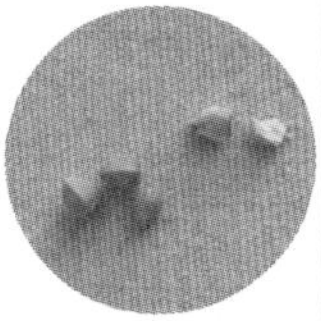	蕎麥	蛋白質、油酸、亞油酸、黃酮類化合物、蘆丁、芸香、維生素B_1和B_2	可幫助消化、降氣寬腸、治療痢疾、哮喘，並有消腫去腐、清熱祛濕。

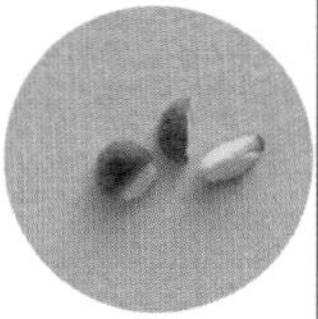	芡實	多量澱粉、少量蛋白質、脂肪油及微量的鈣、磷、鐵、核黃素、維生素C	可治脾虛腹瀉、遺精、滑精、尿頻、遺尿、白帶。
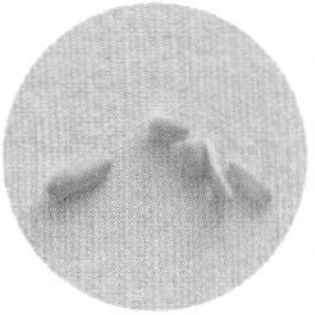	燕麥	維生素B群（尤其是B_1）、E及多種微量礦物質	預防貧血、促進傷口癒合與改善神經衰弱，降血膽固醇。
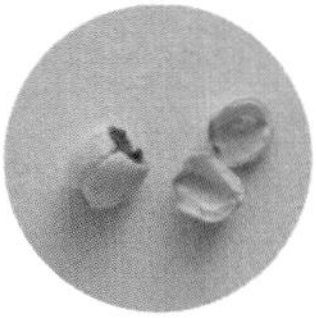	蓮子	含維生素C、蛋白質、醣類、銅、錳、礦物質、荷葉鹼、氧化黃心樹寧鹼	用來治療心悸失眠、男子遺精與滑精、婦女月經過多和白帶過多，以及脾胃虛弱的腹瀉。
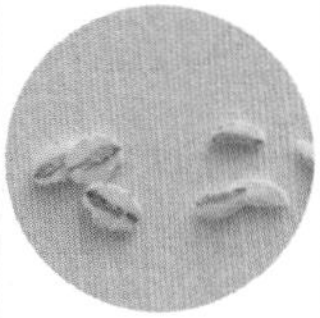	麥片	磷、鐵、鈣、維生素E、可溶性纖維素	調節血糖、通便、防腸癌、改善睡眠等功能。
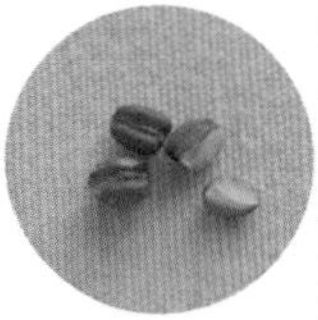	紅薏仁	薏仁脂、蛋白質、醣類、脂質、膳食纖維，維生素B_1及B_2、菸鹼酸、磷、鈣、鉀、鎂、鐵	促進新陳代謝、防止青春痘、淡斑、減少斑點形成、抗過敏、降血脂、血糖功效。

註：麥片的營養價值與燕麥相似，建議可用米豆、黃豆、紅扁豆或黑豆代表麥片。

糙米

上古石器時代，人類如野人般的生活，直到神農氏時代才發現大米、引用碾碎製造糙米，到黃帝時代改用鍋煮整粒糙米。收成時稻米是連穀包在一起的，就像果子外面還覆著一層果皮一樣，將稻米外的皮穀去除之後，就成了糙米。糙米是一顆「全米」，吃起來粗粗的，不如白米細軟，卻是天然食療養生的保健珍品，十分適合繁忙操勞的現代人食用。

現今科技文明社會，一切講究精緻，白米也是愈來愈細緻，即使糙米的營養成分及功效都高過白米，人們的口感習慣精米之後，對於粗食的糙米的確難以立即適應。

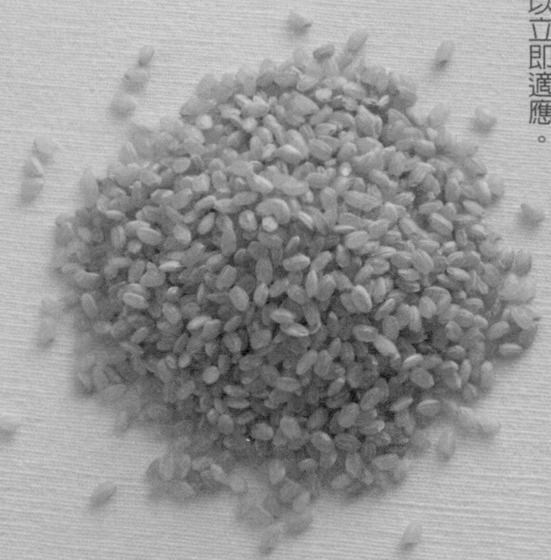

糙米營養分析〉〉

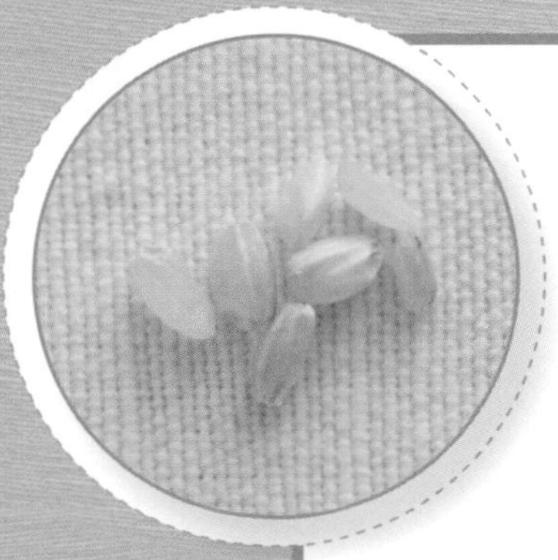

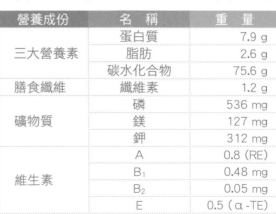

・單位：87公克　・熱量：324千卡/一碗

營養成份	名　稱	重　量
三大營養素	蛋白質	7.9 g
	脂肪	2.6 g
	碳水化合物	75.6 g
膳食纖維	纖維素	1.2 g
礦物質	磷	536 mg
	鎂	127 mg
	鉀	312 mg
維生素	A	0.8 (RE)
	B_1	0.48 mg
	B_2	0.05 mg
	E	0.5 (α-TE)

適用體質

糙米性溫，適合虛寒性體質虛弱者食用，因爲含有胚芽，容易酸敗不易儲存，應以小量選購爲宜，切勿一次購買太多。買回的糙米也最好能存放於冰箱之中。

中醫的療效

糙米能改善元氣不足、行動遲緩無力和精神不濟等症狀。

西醫的療效

糙米能預防食道癌和大腸癌，也能增加消化系統的吸收功能，並且可降低血脂肪和膽固醇，並有預防高血壓功效。

糙米功能

若身體要健康，新陳代謝的功能一定要順暢，糙米保存了內層麩皮以及胚芽胚乳，而穀類中的胚芽油、維生素、礦物質及纖維素，大部分都存於麩皮與胚芽中。

糙米中所含的維生素B群及多種微量礦物質，會讓新陳代謝十分順暢；維生素E溶於胚芽所含的油脂中，可以幫助捕捉自由基，其中的纖維素也能通便整腸，調節腸道菌叢生態。

糙米更能平衡血糖、防止尿酸。腳氣病因缺乏維生素B_1起，多食用糙米也可以防治腳氣病發生。

由於糙米的纖維素多，不但耐嚼也容易有飽足感，對於想要控制體重的人會有意想不到的收穫。

黑糯米

黑糯米從宋代起即為歷代地方官府向皇帝進貢的「貢米」，是御餐中的珍品。當地農民傳說，這是宋代一位名叫黑陽大帝的苗王首先發現的。在台灣，黑糯米是阿美族的祖先移居花蓮時攜帶到當地，代代相傳栽培至今，是花蓮縣光復鄉的阿美族人傳統的農作物。原稱黑糯米又稱「紫米」，是香米的一種，除含有一般糯米的特性外，煮熟的黑糯米飯，香味極佳，色澤為黑色。

因產量稀少，營養價值高，阿美族人視為珍品，只有在重要祭典時，才作為宴客之用。

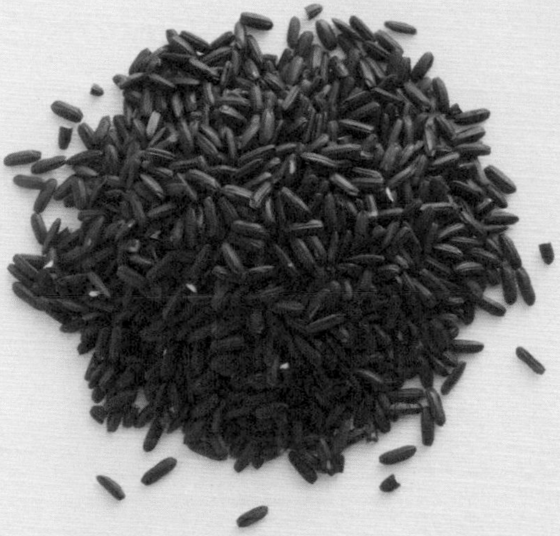

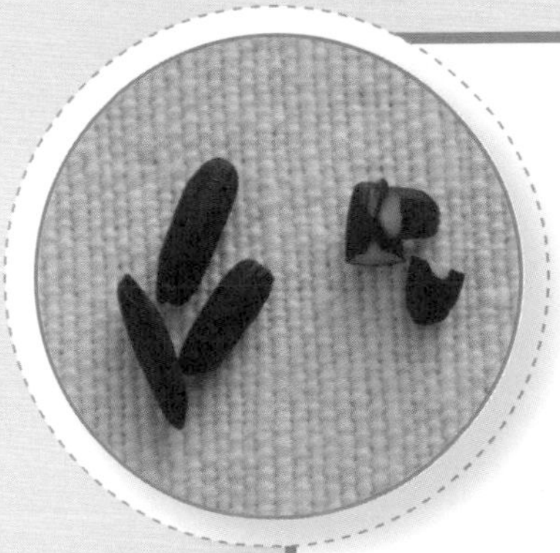

黑糯米營養分析〉〉

・單位：85公克　・熱量：338.6千卡/一碗

營養成份	名　稱	重　量
三大營養素	蛋白質	8.9 g
	脂肪	2.2 g
	碳水化合物	70.8 g
膳食纖維	纖維素	2.8 g
礦物質	鈣	12 mg
	鐵	256 mg
	鎂	147 mg
維生素	B_{12}	104 mg
	C	32 mg
	葉酸	15 mg

適用體質

黑糯米的米外部有堅韌的種皮包裹，不易煮爛，應先浸泡一夜再煮，粥要煮爛，大多數營養成分才可溶出。但若多食容易引起急性腸胃炎。

消化不良的人不要吃未煮爛的黑糯米；病後消化能力弱的人，也不適宜食用黑糯米。

中醫的療效

具有滋陰、益腎、健心、暖胃、明目、補血和安神等功能。中醫理論上，有「黑入腎，腎強則青春煥發，精力充沛」之說。

西醫的療效

治療頭昏目眩、腰痠等小病痛，對於少年白髮、婦女產後虛弱、病後體虛以及貧血、腎虛，均有很好的補養作用。

黑糯米功能

多食黑糯米具有開胃益中、健脾暖肝、明目活血、滑澀補精之功。

產婦有便祕的問題，可以加入紅糖、紅豆一起煮，就可以促進腸胃蠕動，不會脹氣或消化不良。

黑糯米的賴胺酸、蛋白質含量都比普通米高；錳、鋅、銅等礦物質也都高，更含有稻米所缺乏的維生素C、葉綠素、花青素及胡蘿蔔素等特殊成分，因此黑糯米比普通米更營養。

小米

小米為禾本科之一年生作物，又名「粟」，為台灣原住民光復前及光復初期之主要糧食，用於炊飯、煮粥、製飴及釀酒等，風味特殊。在原住民豐年祭的祭典中，小米更為不可缺少的一項祭品。中國北方許多婦女在生育後，都使用小米加紅糖來調養身體；小米熬粥營養豐富，有「代參湯」之美稱。小米雖屬於雜糧作物，但是種類較多，包括粳性小米、糯性小米、黃小米、白小米、綠小米、黑小米及香小米等。

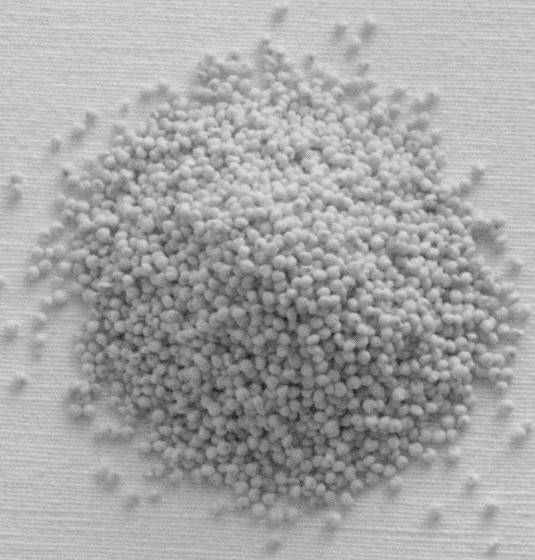

小米營養分析〉〉

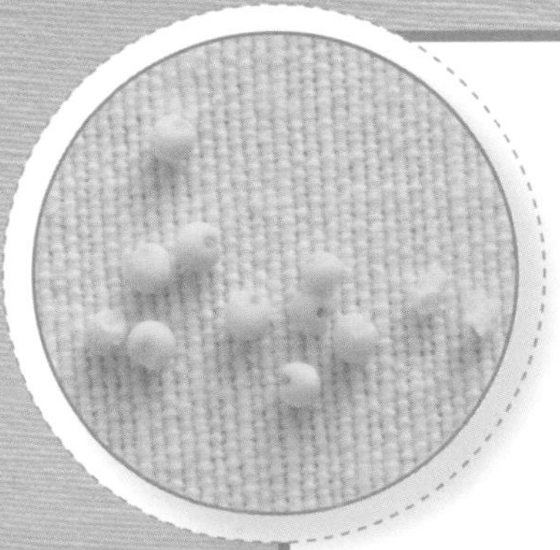

·單位：87公克　·熱量：359千卡/一碗

營養成份	名　稱	重　量
三大營養素	蛋白質	7.2 g
	脂肪	3.2 g
	碳水化合物	73.3 g
膳食纖維	纖維素	1.6 g
礦物質	磷	240 mg
	鉀	239 mg
	鎂	107 mg
維生素	胡蘿蔔素	0.19 mg
	E	3.63 mg
	泛酸	1.7 mg

適用體質

小米性味：甘、微寒、無毒，歸經：入胃。

小米與大豆或肉類食物混合食用爲宜，產後不要完全以小米爲主食，要注意搭配比例，以免缺乏其他營養。小米是虛弱老人、病人、產婦的滋補良品。

中醫的療效

小米具有滋陰養血的功效，能使產婦虛寒的體質得到天然的調養；並有清熱解渴、健胃除濕和安眠等功效。胃虛失眠、婦女黃白帶、胃熱、反胃作嘔、糖尿病及產後口渴皆宜。

西醫的療效

小米具有防止反胃、嘔吐；並防治消化不良等功效。

小米功能

小米因米粒小，容易烹煮，具有特殊的風味且有耐貯藏的特性；穀粒營養價值高，富含維生素B及E、膳食纖維、有機硒、鈣、鐵等微量元素。

小米的纖維素含量相當高，對心腦血管疾病、皮膚病、癌症等文明病有預防作用，是理想的食療食品。小米蛋白是一種低過敏性蛋白，安全性較高，是嬰幼兒理想的食品基料。

小米具有特殊粒色及食味，以現在營養觀點而言，實爲一種上好健康食品，常食小米能健康益壽。

小麥

小麥是中國北方人民的主食，自古就是滋養人體的重要食物。小麥的栽培從高緯至低緯均可，但以溫帶為宜；愈向低緯小麥產量愈少。春麥春季播種，夏季成長，秋季收穫的小麥稱為春麥。冬麥秋末播種，經過寒冬積雪融化後，麥苗茁長，來年四、五月間成熟，稱為冬麥。小麥胚芽又稱麥芽粉、胚芽，是咖啡色屑狀粉末。

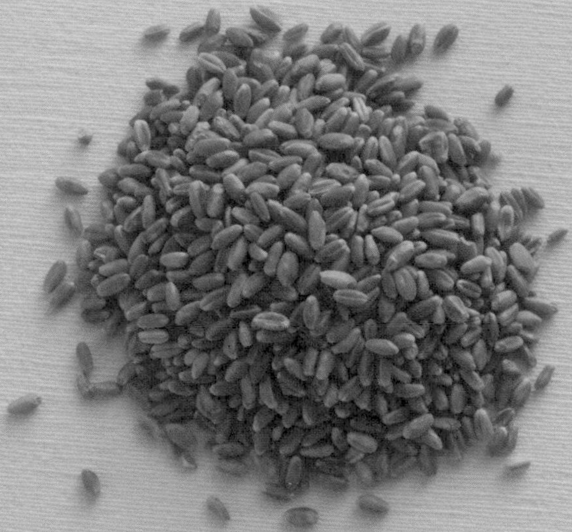

小麥營養分析〉〉

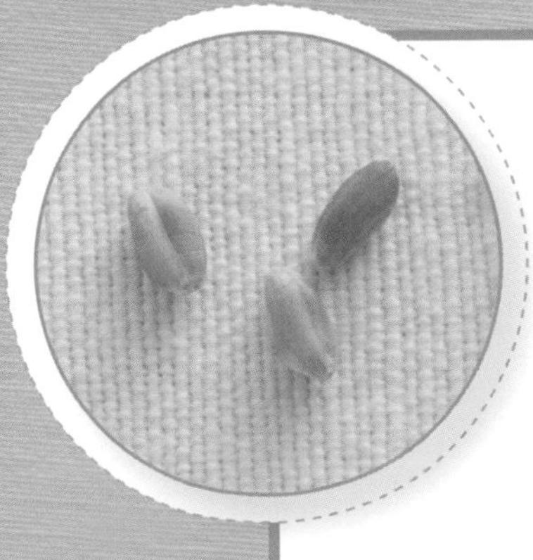

· 單位：87公克　· 熱量：350千卡/一碗

營養成份	名　稱	重　量
三大營養素	蛋白質	9.4 g
	脂肪	1.4 g
	碳水化合物	75 g
膳食纖維	纖維素	2.8 g
礦物質	鉀	127 mg
	磷	162 mg
	鎂	32 mg
維生素	E	0.3 mg
	泛酸	0.7 mg

適用體質

性平偏涼味甘，小麥的澱粉有清痰、止疼去濕的作用，用香油調和塗患處，可治燙傷、皮膚生瘡。

中醫的療效

《本草拾遺》中提到：「小麥麵，補虛、實人膚體、厚腸胃、強氣力」。小麥具有養心寧神、調理脾胃，並能除熱止瀉生津液。《本草再新》功能歸納爲四種：養心、益腎、和血、健脾。《醫林纂要》概括小麥的四大用途：除煩、止血、利小便、潤肺燥。

西醫的療效

小麥能止眩暈、冷汗、虛汗；並能鎮靜、生津液、養心、針對失眠心悸更具療效。對於更年期婦女，食用未精製的小麥還能減緩更年期綜合症。

小麥功能

小麥做成的饃，烤焦後能治療腹瀉、胃酸過多等症狀，含有多量的維生素B和蛋白質，小麥皮中含有多量的維生素B，有治療腳氣病、末梢神經炎等功效。

麥芽是小麥發芽及生長的之一，約占整個麥粒的2.5％，含豐富的維生素E、B_1及蛋白質，營養價值相當高。

麥芽粉可以像燕麥片一樣應用於製成麵包或馬芬（Muffin），增加營養及香味。

小麥營養價值很高，所含碳水化合物約占75％，蛋白質約占10％，是補充熱量和植物蛋白的重要來源。

蕎麥

蕎麥又名甜麥、荍麥、烏麥、花蕎，屬於蓼科一年生草木，最早為日據時代時，由日本人引進台灣栽培。日本人很早就知道蕎麥好處多，最初種植在竹山一帶地區。蕎麥為短期作物，全株莖軟，故全部可供食用，長成後開花結穗，黑殼瘦果有數起稜線為其特徵。種籽混合少許米粒，常用來做「爆米花」。苦蕎麥可提取出不同規格的苦蕎麥黃酮，這是一種非常有價值的保健品，因此蕎麥被譽為「面向21世紀的健康食品」。

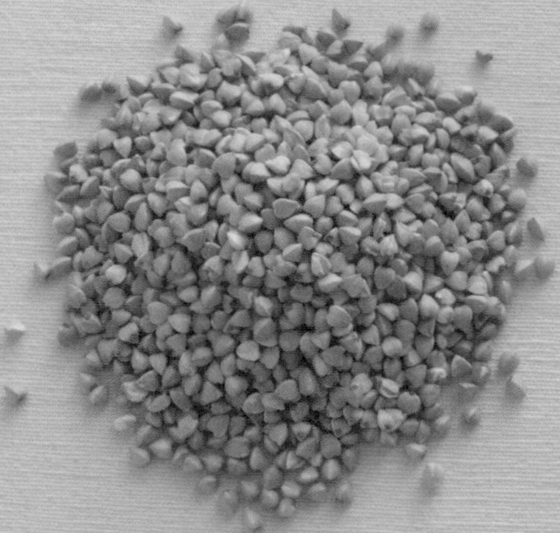

蕎麥營養分析〉〉

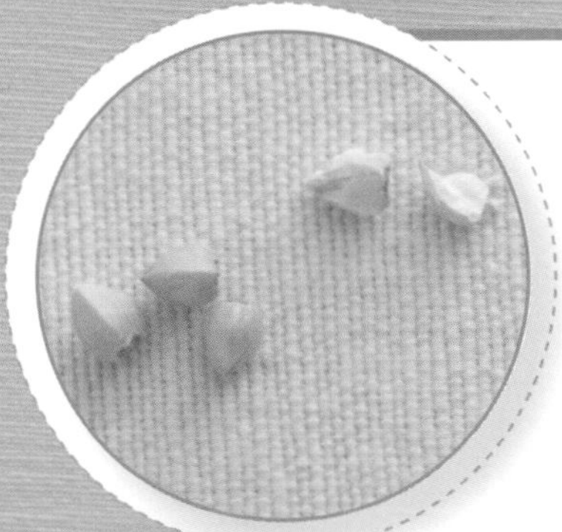

・單位：87公克　・熱量：324千卡/一碗

營養成份	名　稱	重　量
三大營養素	蛋白質	9.3g
	脂肪	2.3g
	碳水化合物	66.5g
膳食纖維	纖維素	6.5g
礦物質	鈣	47mg
	磷	297mg
	鎂	258mg
維生素	胡蘿蔔素	2.4mg
	E	4.4mg
	泛酸	1.54mg

適用體質

蕎麥屬寒性食物，脾胃虛寒者不宜多食，否則容易產生脹氣及引起風寒疼痛。

中醫的療效

據《本草綱目》記載，蕎麥實腸胃、益氣力、練精神，能煉五臟穢。最能幫助消化、降氣寬腸、治療痢疾、哮喘，並有消腫去腐、清熱祛濕的作用。

西醫的療效

近代醫學證明，蕎麥具有殺腸道病菌、消積化滯、涼血、除濕解毒、治胃炎及蝕體內惡肉等功效。蕎麥青體可治療壞血病，植株鮮汁可治眼角膜炎，使用蕎麥軟膏能治丘疹、濕疹等皮膚病。

蕎麥功能

蕎麥具有極高的營養價值，尤其是對高血壓、冠心病、糖尿病、癌症等，有特殊的保健作用；蕎麥粉中含大量的黃酮類化合物，尤其富含蘆丁，蘆丁具有多方面的生理功能，能維持毛細血管的抵抗力，降低其通透性及脆性，促進細胞增生和防止血細胞的凝集；還有降血脂、擴張冠狀動脈、增強冠狀動脈血流量等作用。

蕎麥粉中所含豐富的維生素有降低人體血脂和膽固醇的作用，是治療高血壓、心血管病的重要輔助藥物；蕎麥粉中含有一些微量元素，如鎂、鐵、銅、鉀等，對於心血管具有保護作用。

芡實

芡實被譽為「水中人參」。芡實是一種一年生的植物，俗稱「雞頭米」、「雞頭」。古藥書中說芡實是「嬰兒食之不老，老人食之延年」的糧食佳品。它具有「補而不峻」、「防燥不膩」的特點，是秋季進補的首選食物。芡實分生用和炒用兩種。生芡實以補腎澀精為主，而炒芡實以健脾開胃為主。

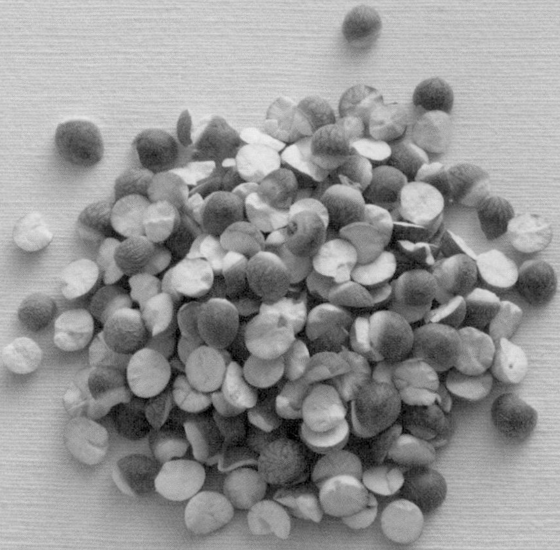

芡實營養分析〉〉

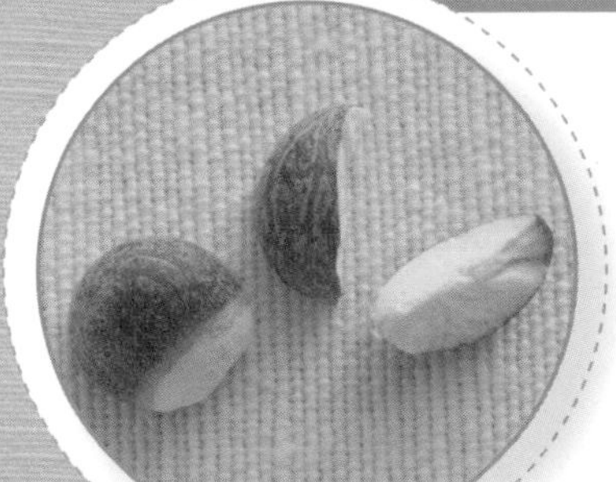

．單位：85.5公克　．熱量：341千卡/一碗

營養成份	名　稱	重　量
三大營養素	蛋白質	9.8 g
	脂肪	0. g
	碳水化合物	7.5 g
膳食纖維	纖維素	0.4 g
礦物質	鉀	134 mg
	磷	110 mg
	鈣	9 mg
維生素	C	6 mg
	泛酸	0.52 mg

適用體質

性味：甘、澀，平，屬性較爲平和，一般人都可以食用，是老人和腎虛體弱者、消化不良者的最佳食物；如體質特別燥熱或便祕者則不宜。芡實雖有營養，但嬰兒及婦女產後不宜食用。

中醫的療效

《本草綱目》記載，芡實主治濕痺、腰脊膝痛、補中、除暴疾、益精氣強志、令耳目聰明、開胃助氣、止渴、益腎、治小便失禁等諸多功效。

西醫的療效

具有健脾止瀉及補腎作用；主治脾虛腹瀉、遺精、滑精、尿頻、遺尿及白帶等。

芡實功能

種子含多量澱粉、少量蛋白質、脂肪油及微量的鈣、磷、鐵、核黃素、維生素C等。

芡實有補腎益精的作用，具有疏肝理氣、固攝乳汁的作用；可用於防治產後肝氣鬱滯。

用芡實與瘦肉同燉，對解除神經病、頭痛、關節痛、腰腿痛等虛弱症狀，有很大的好處。

常吃芡實還可治療老年人的頻尿之症；經服芡實調整脾胃之後，再吃較多的補品或難以消化的補藥，就能更加適應。

吃芡實要用慢火燉煮至爛熟，細嚼慢嚥，方能有補養身體的作用，一次不要吃太多。

燕麥

燕麥即蓧麥，俗稱為油麥、玉麥，是高蛋白質、高脂肪、高能量的食品。燕麥是較為耐寒的農作物，比一般的麥類更能抵抗酷寒的環境，是西北歐主要的穀類作物。前英國首相柴契爾夫人總是堅持早餐食用燕麥麵包，即使在出國訪問中，也要每日從英國空運燕麥麵包給她食用！燕麥的脂肪含量是穀類中最高的，其脂肪酸有助調節血脂肪的單元不飽和脂肪酸，與人體必需的亞麻油酸及次亞麻油酸為主。

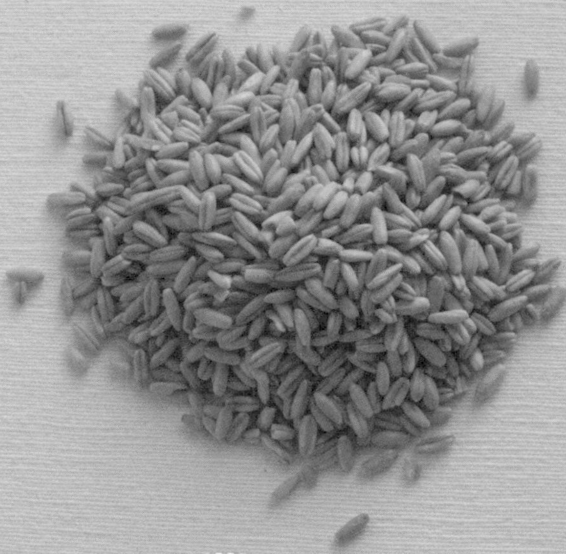

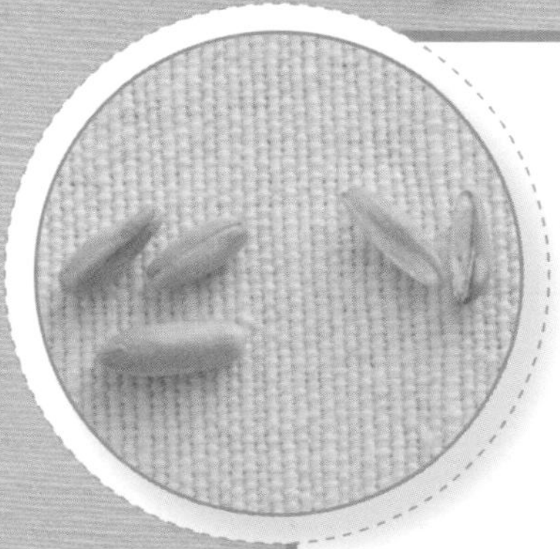

燕麥營養分析〉〉

・單位：87公克　・熱量：366.7千卡/一碗

營養成份	名　稱	重　量
三大營養素	蛋白質	15 g
	脂肪	6.7 g
	碳水化合物	61.6 g
膳食纖維	纖維素	5.3 g
礦物質	鉀	214 mg
	磷	291 mg
	鈣	186 mg
維生素	E	3.07 mg
	泛酸	1.1 mg

適用體質

適合一般民眾，更適於中年老人，吃燕麥一次不宜太多，否則容易造成胃痙攣或脹氣。

中醫的療效

中醫證明燕麥能降血糖、減肥、潤腸胃及消除乾便。

西醫的療效

燕麥可以有效地降低人體中的膽固醇，經常食用，對中、老年人的心腦血管病有極佳的預防作用。

燕麥功能

燕麥的營養和所有的全穀類一樣，含有豐富的維生素B群、E，及多種微量礦物質。

和其他的穀類比較起來，燕麥含有更高量的鐵、鋅、鎂等礦物質，可改善血液循環，減緩生活工作帶來的壓力，並有預防骨質疏鬆、促進傷口癒合、防止貧血的功效和是補鈣佳品。

燕麥更能改善神經衰弱，其中的膳食纖維具有調節腸內菌叢生態，能潤腸通便。

蓮子

蓮子為「脾之果也」，蓮子又名蓮實、蓮米，為睡蓮科多年生草本植物蓮的種子。秋季果實成熟後，從蓮房中採收，去果皮乾燥而成，是常見的補養聖品，屬性溫和，可當成一般食材烹煮。

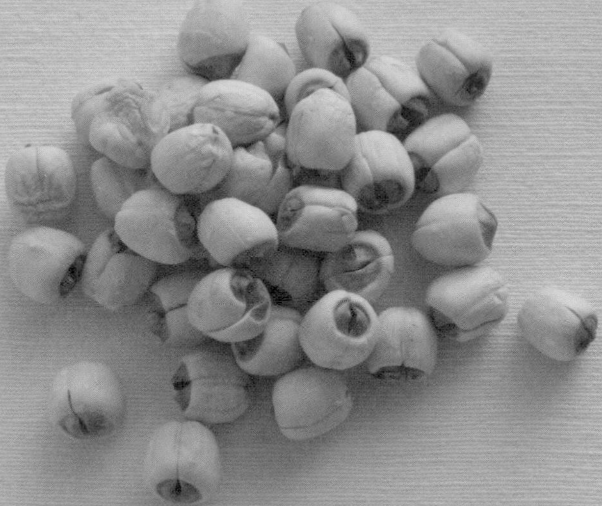

蓮子營養分析〉〉

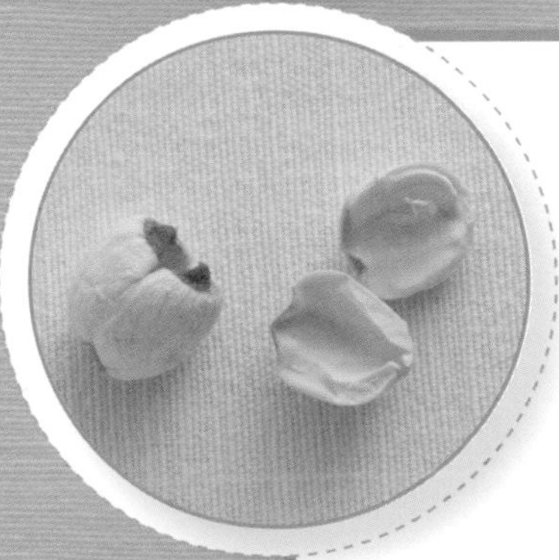

・單位：87公克　・熱量：373千卡/一碗

營養成份	名　稱	重　量
三大營養素	蛋白質	10.2 g
	脂肪	5.8 g
	碳水化合物	70 g
膳食纖維	纖維素	0.6 g
礦物質	鈣	8 mg
	鐵	168 mg
	B_2	5.6 mg
維生素	B_{12}	6.4 mg
	荷葉鹼	360 mg

適用體質

性味：甘、澀，平。歸脾、腎、心經。

蓮子是蓮的果實，是一種老少都適宜的食療佳品；但蓮子有「固澀、收斂」的作用，有腹脹、便祕的人不宜吃太多；生病及感冒的人，更不應直接進補。

中醫的療效

《本草綱目》說：「蓮子可以厚腸胃，治白帶。」蓮子補脾止瀉，益腎澀精，養心安神；治療脾虛久瀉，遺精帶下，心悸失眠。

西醫的療效

醫療上是收斂強壯的藥品，尤其含有蓮子鹼，能補中氣、安心寧、止腹瀉；對於婦女白帶症、更年期綜合症、男子遺精、早泄及心臟病、高血壓、性功能減退等症狀，都有治療功能。

蓮子功能

常吃蓮子可以使人們去除繁忙的苦悶及煩躁，而且能養心補脾及提升睡眠品質，讓勞累的肌膚得到充分的休息而恢復活顏光彩。

蓮子更可加強腸胃的營養吸收功能，治療大腸激躁症，利於體內水分再吸收。

另脾胃虛寒、經常腹瀉且容易疲倦的人，平時也可以多利用蓮子食療；吃法甜鹹都適宜，甜品可加白木耳、紅棗一起煮，鹹品可以加雞肉、排骨一同煮，甜鹹都有溫補的效果。

麥片

早在西元初年，燕麥片即是西北歐主要之穀類作物。對貧寒地區的居民來說，燕麥片可以說是唯一的糧食來源。麥片主要存在於燕麥麩皮中，在加工過程中會有不同程度的損失。麥片做成各式各樣的穀類加工品：如燕麥片、燕麥粥、燕麥麵包、燕麥饅頭等等。原味麥片不含白砂糖和鹽，保留了麥片中的大部分營養，對身體尤其有益。吃麥片粥可以加入少許鹽或糖，但要留意在白米中添加麥片食用的人，宜由少量漸增，以免脹氣。

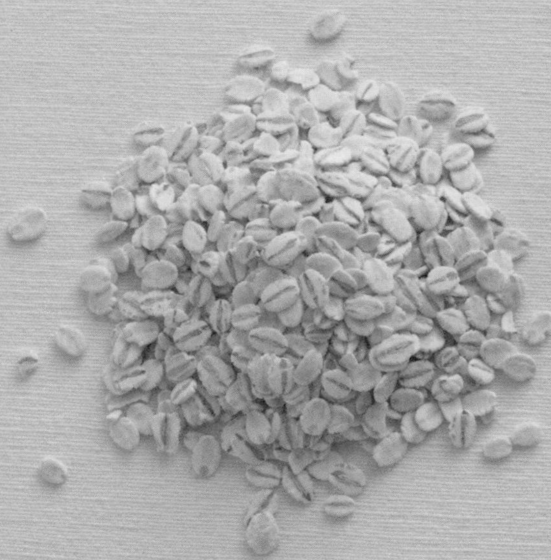

麥片營養分析››

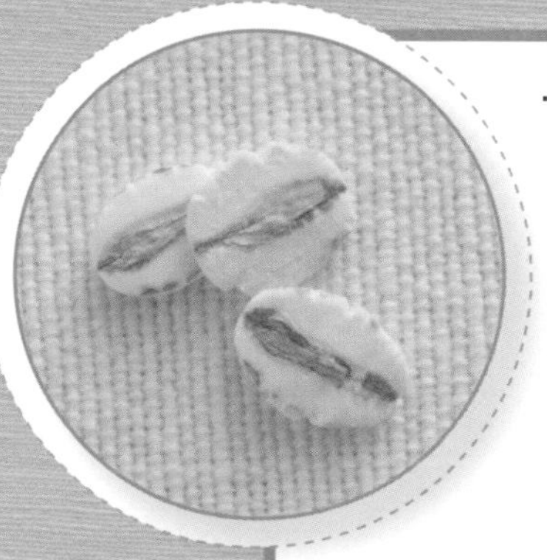

・單位：86.6公克　・熱量：348.2千卡/一碗

營養成份	名　稱	重　量
三大營養素	蛋白質	14.6 g
	脂肪	5.8 g
	碳水化合物	59.4 g
膳食纖維	纖維素	6.8 g
礦物質	鉀	186 mg
	磷	199 mg
	鈣	146 mg
維生素	E	3.65 mg
	泛酸	3.4 mg

適用體質

麥片適宜兒童和青少年及一些需求能量較大的成人。更適合老年人和糖尿病人、血脂及血糖偏高的人食用。

要注意食用麥片的關鍵就是要避免長時間高溫烹煮，以防止維生素被破壞；麥片煮的時間愈長，其營養損失就愈大。

中醫的療效

食用麥片能降血糖數值，潤腸胃、消除硬便問題。

西醫的療效

麥片可以有效降低血壓、抑制糖尿病、預防心臟病。

麥片功能

麥片含有的脂肪中，80％都是不飽和脂肪酸，亞油酸的含量也非常高，能夠降血壓、降膽固醇、減少罹患心臟病。

此外，它還有一種很重要的營養物質——可溶性膳食纖維，能幫助通便、防腸癌，有改善睡眠的功能，更可以調節血糖。經常食用麥片，能控制餐後血糖急劇上升、預防糖尿病。

麥片富含的高纖低脂的維生素B群，具有超強去水腫的功效，它和所有的全穀類一樣，富含維生素B_1、E及多種微量礦物質，能預防貧血、降低總膽固醇。

註：徐醫師提議讀者可將十穀中的麥片以米豆替代，使豆類與穀類的互補中產生足夠的營養作用，在十穀的營養成分中缺乏離氨酸，可以由米豆補足。

紅薏仁

薏苡脫殼後，稱為糙薏仁，因其種皮成特殊紅色，又稱紅薏仁。薏仁，又名苡仁、薏苡仁。薏仁在中國栽培歷史悠久，是藥食皆佳的糧種之一。由於薏仁的營養價值很高，被譽為「世界禾本科植物之王」；在歐洲，它被稱為「生命健康之禾」；在日本，也被列為防癌健康食品。

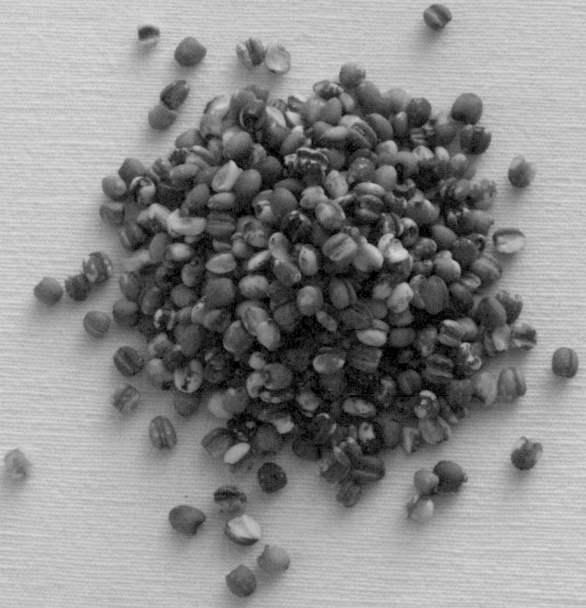

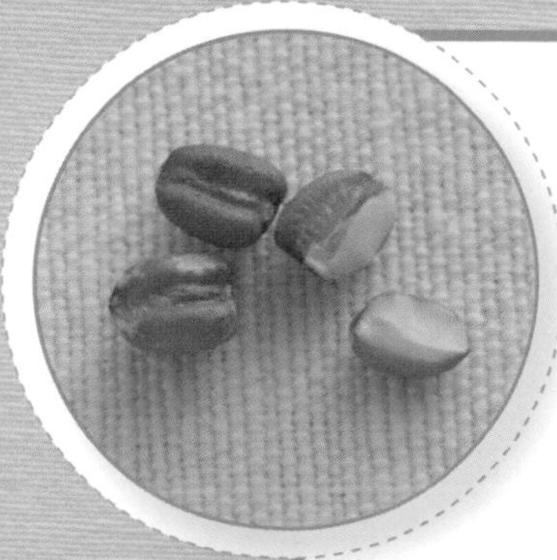

紅薏仁營養分析〉〉

・單位：87.2公克　・熱量：357.3千卡/一碗

營養成份	名　稱	重　量
三大營養素	蛋白質	12.8 g
	脂肪	3.3 g
	碳水化合物	69.1 g
膳食纖維	纖維素	12 g
礦物質	鈣	42 mg
	磷	217 mg
	鉀	238 mg
維生素	B_2	0.5 mg
	泛酸	0.16 mg
	E	208 mg

適用體質

適用一般民眾，尤其適用於體弱、消化不良的人。便祕、尿多者以及懷孕初期的婦女應該忌食；消化功能較弱的孩子和老弱病者也要禁忌。

中醫的療效

抗癌的有效成分爲「薏苡仁脂」、「薏苡仁內脂」等，可使身體輕盈，減少腫瘤發病的機率。

西醫的療效

紅薏仁可治療神經痛、風濕痛關節炎及肩膀痠痛，並具有抗氧化、防癌和消炎的作用。

紅薏仁功能

薏仁具有容易被消化吸收的特點，不論用於滋補還是用於醫療，作用都很緩和。

薏仁可調整免疫機能，並且有抗過敏的功效；更可降血脂、抗過敏，根部萃取液可抑制組織胺，釋出六種抗過敏酚類化合物。

薏仁更含有豐富的維生素B_1，對防治腳氣病十分有益。

紅薏仁，也是高蛋白質含量之穀類，含有薏仁脂，具有消水腫、幫助消化吸收的作用，被醫學界證實的確能促進新陳代謝，防止青春痘與皮膚粗糙現象的發生，具有淡斑、減少斑點的形成。

米豆

米豆又名飯豆、蛋白豆、赤山豆或眉豆。花期是每年一至四月，性喜溫暖，生育適溫15～25℃。米豆原產於印度、華南至馬來西亞一帶，主產於中國、泰國和緬甸。米豆富含蛋白質和醣類，熱量很高，鈣質和鐵質含量亦高於其他豆類，可與稻米同煮成飯或粥，或單煮豆粒食用，故又名「米豆」或「飯豆」。

米豆亦可用來包粽子、燉排骨湯，加工製成「豆簽」。幼苗、嫩葉可當蔬菜，生長快速，枝葉繁茂，可當家畜飼料、有根瘤，可做綠肥。米豆脂肪含量少，可預防貧血，鞏固牙齒，維持血壓正常並增進神經傳達功能，因為豆類是異黃酮的主要來源，要想獲得足量的異黃酮，多吃米豆是最佳選擇。

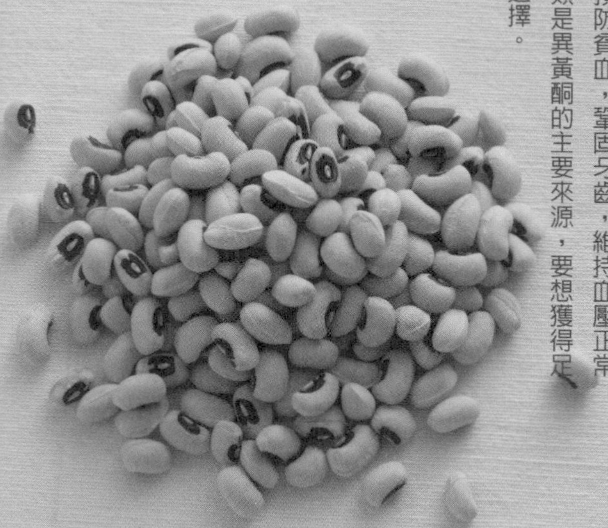

米豆營養分析

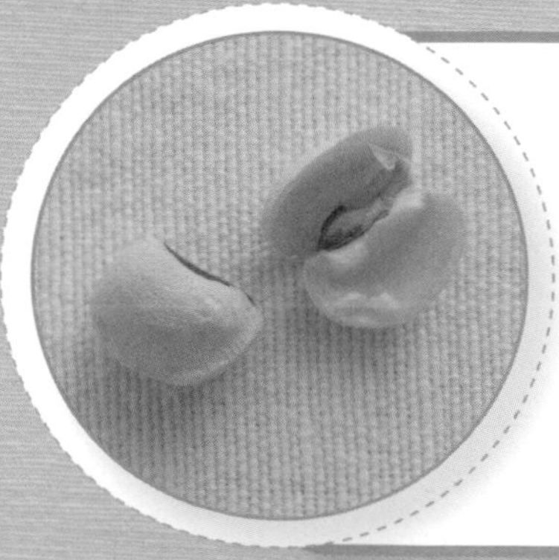

・單位：88.3公克　・熱量：366.2千卡/一碗

營養成份	名　稱	重　量
三大營養素	蛋白質	20.8 g
	脂肪	2.6 g
	碳水化合物	61.9 g
礦物質	鈣	70 mg
	鎂	68 mg
	鈉	238mg

適用體質

豆類及其製品並非人人皆適宜，胃潰瘍、胃炎、腎臟疾病，宜少吃或不吃。

中醫的療效

名中醫李時珍說：「米豆能止泄瀉、消腫、暖脾胃、除濕熱、止消渴等等。」

西醫的療效

米豆能去濕、消腳腫，對下肢循環很有幫助；更具有利水、解熱的功能。

米豆功能

米豆的木質素可抑制腫瘤及癌症，加上豐富的維生素A和鉀，可美膚護眼，預防骨質疏鬆、強化骨骼兼抗老化和抗氧化，特別有益中老年人保健。

其中的異黃酮類、植物動情激素等植物性化學物質，適度食用可提供女性朋友所需之營養補給。

異黃酮具有雌激素的作用，可以補充體內雌激素，幫助女性順利度過更年期。因此，女性多吃米豆，是最好的雌激素替代療法。

異黃酮能改善血液中的膽固醇代謝，故常吃米豆可減少動脈硬化的危險；異黃酮能夠阻礙引發癌症的酪氨酸激酶活性，從而阻止新的血管形成，因爲，惡性腫瘤最需要新血管輸送養分。

雪蓮子

雪蓮子又名「埃及豆」，盛產於非洲、西班牙和印度。在地中海一帶的國家，家庭主婦常備的醬料（Hummu），就是將雪蓮子蒸煮熟後取出瀝乾，用湯匙壓泥配上不同的調味料，而調製成一種具有營養的醬料。在豆類中，口感很不錯，而且帶有堅果果實杏味的豆芽；不僅可以發芽生食，用培芽盒發芽，很容易培植成功。許多人已懂得將催芽過的雪蓮子，放入果汁機中，加入適量的過濾水，打成豆奶喝，很受大家歡迎。

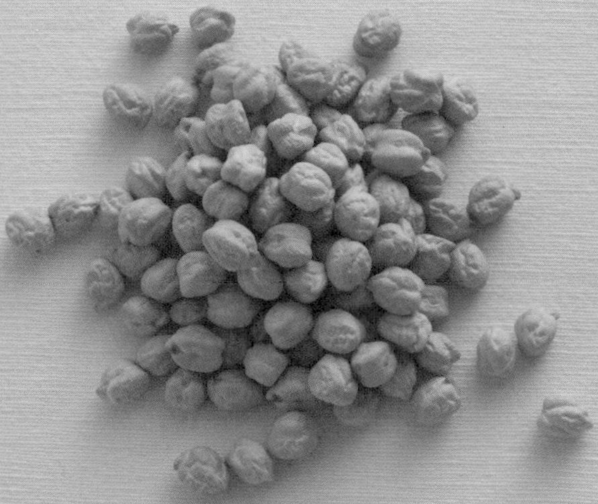

雪蓮子營養分析››

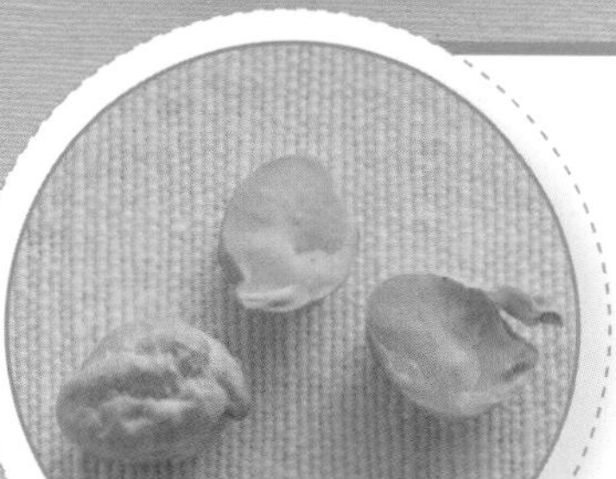

・單位：85公克　・熱量：390千卡/一碗

營養成份	名　稱	重　量
三大營養素	蛋白質	15g
	脂肪	10g
	碳水化合物	60g
膳食纖維	粗纖維	3g
礦物質	膳食纖維	14g
	灰分	4mg
維生素	A	0.4（RE）
	B_2	0.7mg
	E	0.04（α-TE）

適用體質

更年期的婦女，以及嚴重缺鈣或皮膚粗糙的人都很適合食用。

中醫的療效

能幫助明目、益腎、補中助氣及補血。

西醫的療效

雪蓮子能增加更年期的賀爾蒙，改善激素的活化能力及視力不清的狀況。

雪蓮子功能

雪蓮子含有豐富膳食纖維與維生素C，可幫助消化，而且所含的植物性蛋白質，也是素食者蛋白質的最佳來源。

雪蓮子的雌激素還可以降低膽固醇，保持心臟血管暢通。

雪蓮子含有豐富的維生素B_2和葉酸，可以促進皮膚光澤、視力健康，而且有助於釋放食物中的蛋白質和脂肪的能量，能幫助消化、增進食欲。

尤其雪蓮子中所含的葉酸，有助於生育年齡的女性，降低懷孕期間造成脊椎畸型或其他神經道畸型。

黃豆

黃豆富含卵磷脂（Lecithin），又稱「血管清道夫」。當科學人員研究亞洲婦女罹患乳癌機率為何低於歐美婦女時，發現黃豆食品在亞洲人飲食中發揮的保護作用——日本人將黃豆發酵，做成了納豆及味噌等製品；中國人更將黃豆飲食文化發揮得淋漓盡致，製成各類食品，如：豆腐、豆漿、豆乾、豆花、豆醬和豆皮等；韓國人每日必食豆腐、綠豆芽或黃豆芽。

二十一世紀首選健康食品「黃豆」，又稱為「大豆」，營養價值高，被譽為「豆中之王」，其中的異黃酮素（Isoflavones）是植物性賀爾蒙，很多植物都含有異黃酮素，但其中以黃豆的含量特別多。

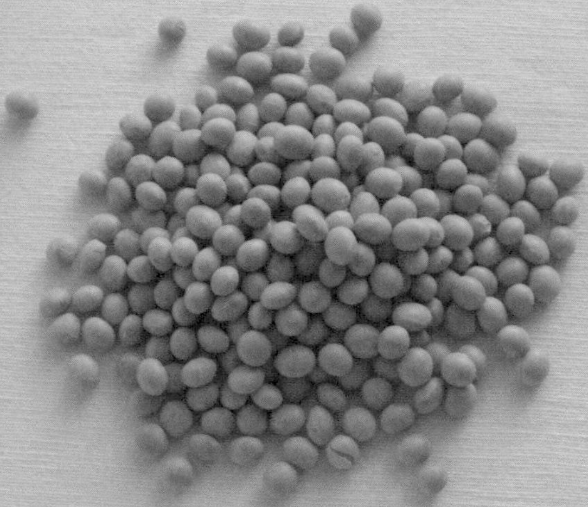

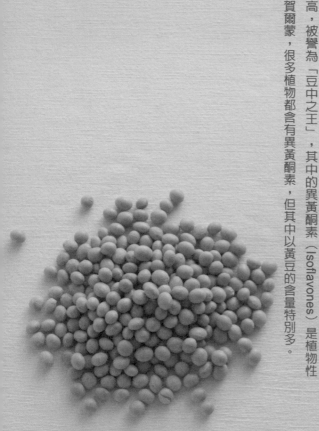

黃豆營養分析〉〉

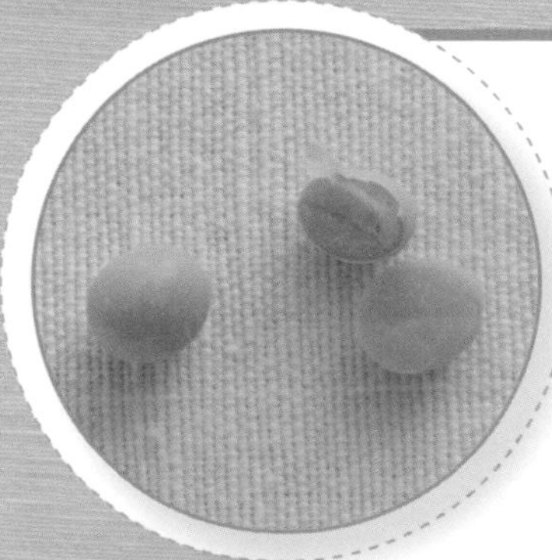

・單位：85公克　・熱量：420千卡/一碗

營養成份	名　稱	重　量
三大營養素	蛋白質	36 g
	脂肪	16 g
	碳水化合物	33 g
膳食纖維	粗纖維	11 g
礦物質	灰分	4.5 mg
維生素	A	3.8(RE)
	E	2.34(α-TE)

適用體質

女性更年期前後，卵巢功能萎縮，荷爾蒙缺乏，月經不順或心悸、盜汗、骨質疏鬆、疲勞及失眠等。黃豆可以說是更年期婦女的最佳食品。

中醫的療效

具有滋陰、強心、健骨、安眠及安神等功能。中醫理論：「色黃補脾，脾健則顏色光澤、心神安寧。」

西醫的療效

能預防動脈血管硬化，增進退化的記憶力，預防老化並能保護神經系統。

黃豆功能

黃豆除了富含異黃酮素、不飽和脂肪酸和纖維素外，還提供人體必需胺基酸，可降低罹患心血管性疾病的比率；具有降血脂、抗癌以及預防女性更年期骨質疏鬆症等功效。

根據研究，黃豆中的皀苷可延緩衰老；其中的蛋白質比瘦肉多一倍，比雞蛋多兩倍，比牛乳多一倍；它的卵磷脂可清除血管壁上的膽固醇，防止血管硬化。

黃豆的胰蛋白抑制物，對糖尿病患者有助益；鐵質豐富，可預防缺鐵性貧血。

黃豆中的蛋白質有降低壞膽固醇（LDL）、提高好膽固醇（HDL）保護心血管的功效。

紅扁豆

紅扁豆屬性甘溫，補脾而不滋膩，芳香化濕而不燥，很適宜與五穀米一起煮粥。紅扁豆和其他豆莢食物一樣，可溶性和非可溶性的纖維都非常多，而熱量脂肪卻很低。紅扁豆有很多植酸，可防止細胞產生癌病變。紅扁豆可中和體內引起的肌肉酸性。因為紅扁豆還可強化體內的內分泌腺和血液的機能，是素食者極佳的營養品。紅扁豆可防止中老年人骨質疏鬆；紅扁豆含有大量控制細胞生長的葉酸，有助於胎兒發育。

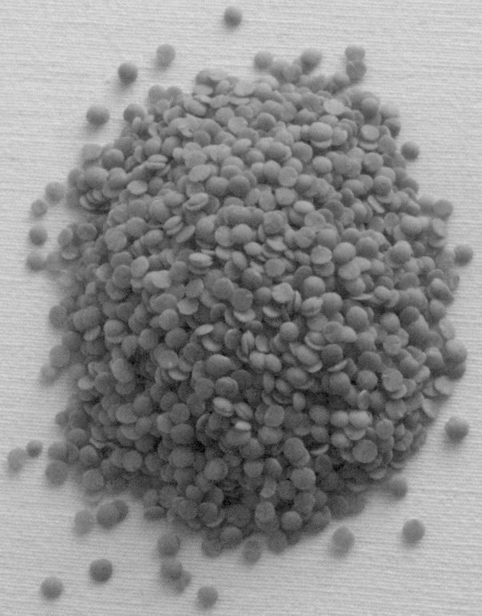

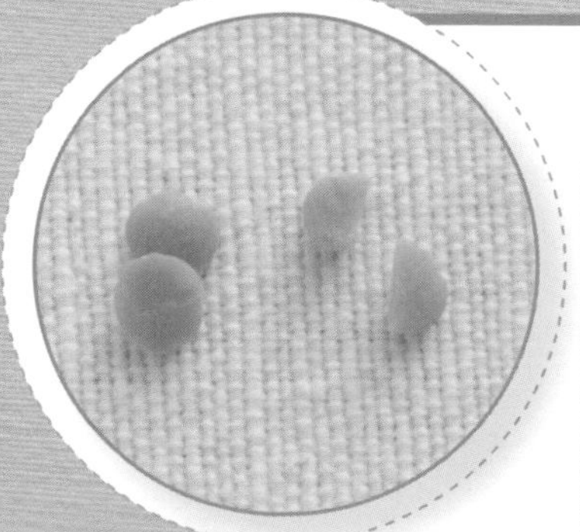

紅扁豆營養分析〉〉

‧單位：87公克 ‧熱量：324千卡/一碗

營養成份	名　稱	重　量
三大營養素	蛋白質	19 g
	脂肪	18 g
	碳水化合物	40 g
膳食纖維	粗纖維	1.2 g
礦物質	灰分	31 mg
維生素	A	5 (RE)
	E	0.4 (α-TE)

適用體質

適宜慢性久泄以及婦女脾虛帶下或急性胃腸炎和消化不良等症狀。尤其適合夏季感冒挾濕、暑熱頭痛頭昏、噁心、煩躁、口渴欲飲和心腹疼痛之人食用。

中醫的療效

紅扁豆「味甘性平，入脾味津，補五臟」。健脾、益氣、化濕、消暑、止瀉的聖品，且有解毒作用。

西醫的療效

具有清醒養眼、消炎、清肝解毒、抗老防衰的功能。

紅扁豆功能

紅扁豆中所含的維生素B_1可維持神經系統正常、穩定食欲，其中所含的維生素B_2與鐵，有助於形成抗體和紅血球，幫助細胞呼吸；而維生素C則能加速手術後復原、降低膽固醇、預防病毒與細菌感染。紅扁豆含有豐富的核酸，能賦予細胞能量、達到抗老防衰的作用，使人充滿活力，對於過敏與防治感冒有幫助。

紅扁豆營養成分相當豐富，包括：蛋白質、脂肪、糖類、鈣、磷、鐵及食物纖維，微生素A、微生素B_1、微生素B_2、維生素C和泛酸等，紅扁豆衣的維生素B含量特別豐富。紅扁豆宜與十穀米煮粥，健脾之力更強，對脾胃素虛，夏季瀉痢或煩渴頗有效果，更爲中老年人的長壽粥膳佳品。

黑豆

黑豆含有豐富的微量元素，每一百克黑豆中，含鈣三百七十毫克，鐵十二毫克，其他如鋅、銅、鎂、鉬、碘、氟等含量都不低。這些微量元素能延緩腦機體衰老，能降低血液黏滯度。古代著名的美容藥品七寶美髯丹，主要成分就是黑豆。

黑豆含有19%的油脂，其中不飽和脂肪酸80%，吸收率高達95%，除了能滿足人體對脂肪的需求外，還有降低膽固醇的作用。黑豆可以抑制血液中的低密度脂蛋白氧化速度，降低三酸甘油脂，減少心血管疾病。就降低動脈血管硬化、預防血管栓塞的效果來說，黑豆比黃豆還要來得好好。黑豆廉價，每人每天只要吃上三十克，持之以恆可保健身體、防老抗衰、延年益壽。

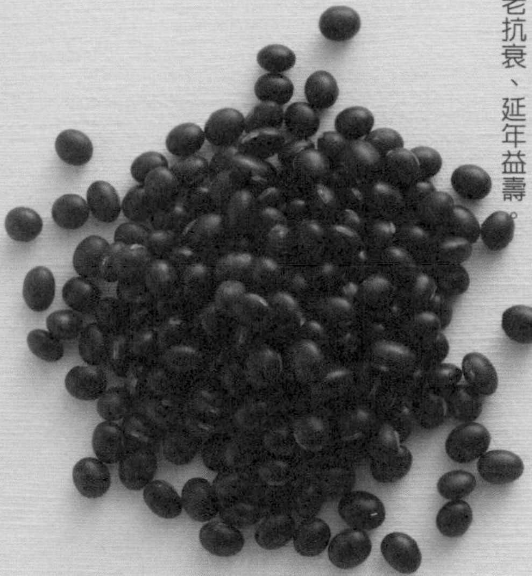

黑豆營養分析〉〉

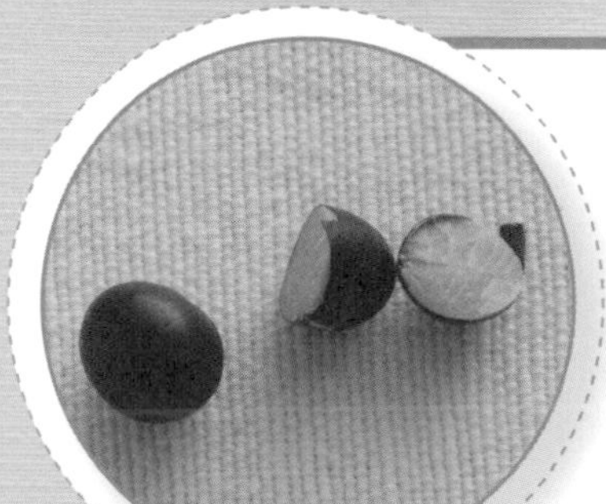

・單位：85公克　・熱量：395千卡/一碗

營養成份	名　稱	重　量
三大營養素	蛋白質	37 g
	脂肪	11 g
	碳水化合物	37 g
膳食纖維	粗纖維	5 g
礦物質	膳食纖維	18 g
	灰分	8 mg
維生素	A	341(RE)
	E	2(α-TE)

適用體質

適合體質虛弱、素食、中老年人，特別是高血壓、心臟病、肝臟、動脈硬化等老年性疾病的患者。

中醫的療效

根據中醫理論，黑色屬水，水走腎，黑豆入腎，是抗老之珍品。在《中醫藥典》記載：黑豆有活血、通絡的作用。

西醫的療效

西醫證明黑豆能具有「駐顏、明目、烏髮、使皮膚變白嫩」之效用。

黑豆功能

黑豆中的抗氧化成分，如異黃酮素、花青素等能延緩老化。

一般來說，種皮只要是紫色或黑色，就含有花青素，例如黑豆、葡萄皮、桑椹。花青素是很好的抗氧化劑，能消除體內的自由基，尤其是在酸性環境如胃中，抗氧化效果更好。養顏美容，促進腸胃蠕動，黑豆還含有豐富的抗氧化劑——維生素E，能清除體內的自由基，減少皮膚皺紋，達到養顏美容的目的。

風濕性關節痛或老人性關節痛等疼痛，也適合使用。

黑豆中粗纖維素的含量達4%，超過黃豆；粗纖維素具有通便作用。便祕是中老年人普遍的問題，現代人飲食過於講求精緻，以致粗纖維素攝入過少，加重腸道負擔，易產生便祕，引起痔瘡、腸癌。黑豆含2%的蛋黃素，能健腦益智，防止大腦老化。

第五章

營養均衡的重要性

均衡營養是健康的基礎。均衡的營養是指：一方面要使熱量的來源由適當比例的蛋白質、脂肪和碳水化合物來供給，另一方面也要維持適量的維生素與礦物質。如果沒有均衡的營養，而只重視某一種營養素是不夠的。例如骨骼、牙齒的成長需要鈣，但鈣的吸收又受磷和脂肪吸收的影響。

另一方面，乳糖和葡萄糖聚合物可以促進鈣的吸收，吸收之後的鈣，必須有維生素D才能在骨骼內沉積。所以唯有透過均衡不偏食的攝取，才能使營養素發揮最大的作用。

任何食物進入人體之後，都必須先消化，利用酵素的作用，將營養素進一步分解，之後如果人體有某一器官需要，再重新製造。蛋白質消化後會分解爲脂肪酸，碳水化合物則分解爲葡萄糖。接下來，人體一方面可以利用這些基本單位產生熱量，另一方面，則按照人體器官的需要，重新組合。

然而一旦吃下食物的總熱量，超過活動消耗的熱量時，這些小分子，無論是蛋白質或是碳水化合物分解而成的，就會開始彼此交換，最後再結合成脂肪的形式儲存起來。所以吃太多的蛋糕、餅乾、糖果、薯條、炸雞和泡麵等垃圾食物就會使人發胖。

雖然營養素可以互換，但是有八種胺基酸及兩種脂肪酸，人體無法自行合成，一定要從食物中攝取補充，也就是必需胺基酸和必需脂肪酸。

在有機蛋、豆、奶中已經含有人體必需胺基酸，而堅果中所含必需脂肪酸也足夠，追求健康的消費，只要均衡飲食、不挑食，就不需要額外補充健康食品。

美國營養學博士威廉表示：「每一種營養素，如同鎖鍊的環節，如果有一個環節脆弱不堪，就算其他環節再無比堅固，也會削弱整條鍊子的強度。」均衡飲食是說要均衡攝取植物的根、莖、芽、葉、果實，要吃綠、紅、黑、白、紫、棕的蔬菜、豆穀、水果、海帶，每天要攝取三十種以上的食物，不可以偏食。

健康飲食均衡攝取

台灣物產豐富，沒有營養不足，卻有營養不良的現象，亦即「不患寡而患不均」。我們要有正確的飲食觀念，務必了解吃得飽，並非就是營養足夠。

現代人攝取營養極不均衡，熱量、蛋白質、脂肪過多，鈣、鐵、維生素A、B_2、C、E不足，尤其是鈣及維生素B_2更是不足。鈣含量較高的食物有：優酪乳、紫菜、頭髮菜、海藻、黃豆、莧菜、芥藍菜和海帶。

缺乏維生素B_2時會引起口角炎、舌炎、脂漏性皮膚炎、角膜周圍充血。含維生素B_2較高的食物有：酵母菌、木耳、紫菜、皇帝豆、黃豆、莧菜及鮮奶。

另外，缺乏維生素E會造成溶血性貧血。維生素E可以預防心臟病、增強活力、減緩老化。維生素E含量較多的食物有：五穀雜糧、米糠油、黃豆、花生、菠菜、蘆筍和玉米。

膳食纖維的種類及功用

膳食纖維是不被體內腸道酵素分解的多醣類及天然聚合物。植物就是靠這種成分來支撐它的形狀、結構與力量。膳食纖維包括下列六種：纖維素、半纖維素、植物膠、黏質、果膠及木質素。前五種是多醣類，廣泛存在於五穀雜糧類、蔬菜、水果。一般膳食纖維又依是否溶於水而分為兩大類：

1 可溶性纖維

一進入腸胃道就開始分解，變成黏膠液體。它能吸附一些會引起高膽固醇與癌症的物質。可溶性纖維包括果膠、樹膠、藻類、多醣類，可由麥片、豆類、燕麥麩、柑橘、蘋果、蕃薯、水果中獲得。而未成熟的水果果膠是不可溶性纖維，但成熟後則轉為可溶性纖維。

2 不可溶性纖維

這是指不溶解於水的纖維，它會原封不動地通過小腸，使糞便體積變大而加速通過腸道，排出體外。含有這一類不可溶性纖維是以纖維素、半纖維素為主，主要存在於麩皮，不加工的五穀及蔬菜、水果表皮。

可溶性纖維對人體的功能

1 體積大且有咀嚼感，吃進去後可以延長食物在胃中停留時間，使飢餓感較慢產生，容易有飽足感，對於減肥者有幫助。

2 在大腸中的細菌，可以將可溶性纖維變化為短鏈脂肪酸，稱為丙酸，被人體吸收後，會影響肝臟合成膽固醇。

3 膳食纖維中的果膠及植物膠可減緩醣類的吸收，進而控制血糖上升的速度，穩定血糖。

4 可與膽酸、膽鹽結合，加速糞便中膽酸、膽鹽的排泄，可以促使肝臟將膽固醇轉變爲膽酸而降低血中膽固醇。另外，膳食纖維在腸道內會減少膽固醇的吸收。由於這兩方面皆可使體外膽固醇減少，因此都有降低膽固醇及血脂肪吸收的功能。

5 可溶性纖維能降低凝固蛋白因子VII的產量，及控制血液凝結溶解抑制分子，故能達到避免血管阻塞的效果。

不溶性纖維對人體的作用

可以增加糞便量，刺激腸壁蠕動，縮短糞便停留於腸道的時間，減少致癌物質的生成與腸黏膜的接觸時間，且會吸收水分促使糞便濕軟易排泄，有助於預防便祕、痔瘡、大腸癌的功效。

食用不溶性纖維，必須細嚼慢嚥，這可使腦部飽食中樞有飽足感，一方面能減輕消化腸道的負擔，另一方細嚼中會增加唾液、胃液，幫助消化。

目前推薦纖維素每日食用是二十五公克，只要多攝取五穀雜糧、蔬果就可以達到這個推薦量。想增加攝取膳食纖維者，應取漸進方式，讓腸胃慢慢適應才不會引起脹氣或腹瀉。但膳食纖維具有對陽離子交換的能力，會影響食物中礦物的吸收，如鋅、鎂、鈣、鐵。

食物纖維對人體的功用

十穀精力湯含有豐富的粗纖維、半纖維、可溶性纖維及木質素，各種樹膠、海藻的多醣類及果膠也是食物纖維的重要來源。

流行病學的證據顯示，食用大量植物纖維的人，對於憩室炎、結腸癌、糖尿病及冠狀動脈疾病有較低的罹患率。

纖維素可以刺激腸子的淋巴系統（例如盲腸與闌尾），而產生幫助淋巴球進入循環系統，進一步轉化爲漿細胞，漿細胞會分泌免疫球蛋白IGA，這些抗體能夠包住黏膜，避免病原體穿入腸壁。

金字塔均衡飲食圖片及分量說明

每人每天都要攝取水果、蔬菜、十穀根莖，身體才會健康，不能因爲工作忙碌而忽略三餐，平日養成飲食的好習慣，疾病就不容易染上身。

每人每天的均衡營養攝取分量，以不超過如下的數值重量爲最標準。

1 油、鹽、醣類：十五公克
2 奶類：四百c.c.
3 蛋、豆、魚、肉類：七十公克
4 蔬芽類：四百公克
5 水果類：三百八十公克
6 十穀根莖類：八百公克

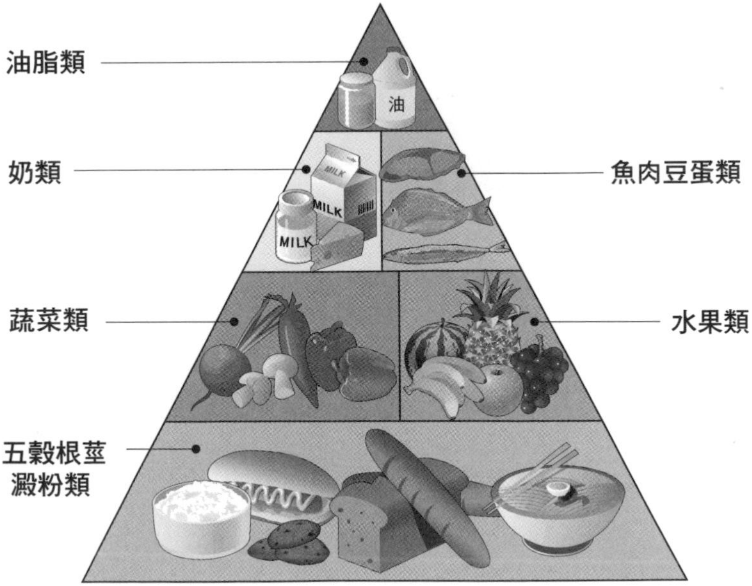

每天要攝取這六大類的食物，以獲得均衡的營養成分

分量舉例說明：

成分	分量	舉例
油、鹽 醣類愈少愈好，味蕾才能品嚐食物的原味。	15g	1. 油 5g 2. 花生醬 4g 3. 果糖 3g 4. 紅糖 3g
奶類	400cc	1. 全脂鮮奶 1杯 250cc 2. 優酪乳 1杯 150cc
蛋、豆、魚 肉類	70g	1. 豆乾 20g 2. 魚片 20g 3. 雞蛋 10g 4. 雞腿 20g
蔬芽類	400g	1. 綠花椰菜 100g 2. 豌豆芽 100g 3. 高麗菜 100g 4. 地瓜葉 50g 5. 胡蘿蔔 50g
水果類	380g	1. 小番茄 100g 2. 芭樂 100g 3. 葡萄 80g 4. 香蕉 50g 5. 蘋果 50g
十穀根莖類	800g	1. 十穀飯 1碗 200g 2. 全麥饅頭 1個 150g 3. 全麥吐司 2片 150g 4. 十穀稀飯 2碗 300g

第六章

四低一高的飲食形態最健康

據衛生署統計，七成以上看全民健保的原因都是營養不均衡所致，五成以上的十大死因是癌症，心血管疾病和腦中風，七成引起上述疾病的原因和飲食不均衡偏食有關。世界上最健康、最長壽的飲食，即爲四低一高的飲食形態，即低脂肪、低膽固醇、低鹽和高纖維。

調整生活飲食習慣

健康保健食品再如何好，終究沒有一種含有人體需要的所有營養素。十穀雜糧含有豐富澱粉、維生素、蛋白質、纖維素、礦物質，是人體最理想的熱量來源，應作爲三餐的主食，爲避免由飲食攝取適量的脂肪與蛋白質，我們應該以十穀雜糧爲主食，十穀雜糧與蔬菜及根莖類爲人體獲得纖維素的最佳方法。

平時對於牛肉、香腸、油酥類、高油脂零食、蛋黃、海產和內臟等高油脂與高膽固醇的食物，應盡量少食用。烹調時，盡量少用油炸、改用清蒸、汆燙、燉、煎的烹調法。

精鹽含有高鈉，易導致有高血壓產生，所以味精、醬油、醃漬品和高鹽食物能免則免。白糖除了提供熱量外，幾乎不含其他營養素，又容易引起蛀牙及肥胖和骨質疏鬆症，要盡量少食用。

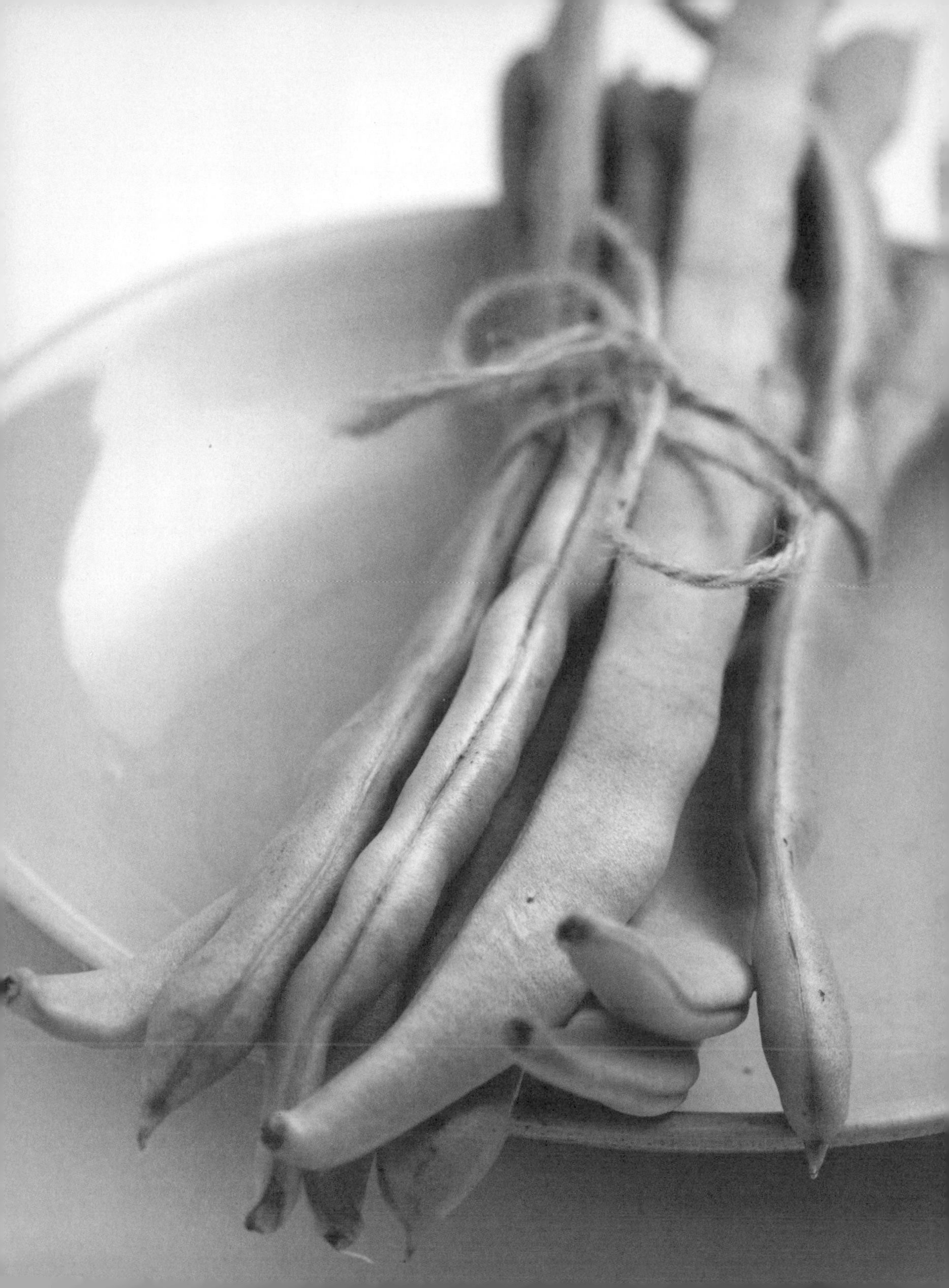

第三篇

十穀營養健康吃

現代環保觀念提倡生物、基因多樣性，同樣地，現代飲食觀念也提倡食物、營養多樣性。十穀健康養生法就是基於這樣的理念因應而生，而且藉由十多年來上萬人分享的飲食經驗，獲得最寶貴的體驗；那就是每天只要有一餐吃十穀相關的料理，即猶如吞服一顆最天然的綜合維生素。

當我們在白天工作勞累後，晚上經過八小時的充足睡眠，全身每一個細胞進行修復，大量消耗各種抗氧化素、維生素、微量元素和酵素，所以清晨起來的第一件事就是要補充各種營養素及水分，十穀雜糧的料理正好提供人體必需的各種營養素。

第一章

漸進式十穀米吃法

大部分的人都習慣吃精製白米，尤其現在的小孩又最愛吃速食餐，要讓家人改變習慣吃十穀，一定要以漸進法的方式來引導！

有一次我到台南市一間國小就五穀雜糧統整教學做健康講座，我說：「生物健康教育課本都提到五穀雜糧含有豐富維生素B、E及纖維素，學生考試都會寫、考一百分，但是現實家庭及學校的營養午餐，反而提供精白米飯。」

我笑說：「吃白米比較白痴，是有科學根據的。日本的小孩因常吃胚芽米及糙米，所以日本選手在奧運跑短跑及長跑均比台灣選手強、快、有耐力，這是因爲日本政府重視小朋友的健康飲食習慣。而且日本小學老師在第一次上課都請小朋友含一口飯而後細嚼二十次才嚥下，經過口中分泌的抗氧化與抗癌的唾液酵素混合在食糜飯糰中，經食道、胃到腸子，這才是眞正的新陳代謝。此外在咀嚼過程中，會刺激顳顎關節的活動、牙齒的適度咬合和腦部，小朋友會變得較聰明，牙齒更健壯。」

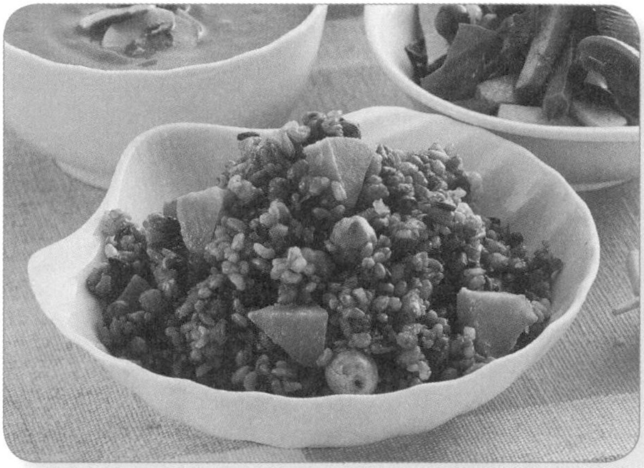

校長聽了我的建議，想請營養師立刻改白米爲十穀米，我連忙揮揮手說：不可、不可。因爲小朋友習慣吃精白米，一下子要咬粗糙的十穀飯，牙齒、腸胃會受不了，正確的方法是：要採用漸進式的方式慢慢矯正，勿操之過急。在第一週，要先讓小朋友習慣吃一半的白米、一半的胚芽米；第二週，改爲一半的胚芽米、一半的糙米；第三週，再改爲一半的糙米、一半的十穀米；到第四週，才完全用十穀米。

這間小學，自從聽我的建議實施兩年後，全校小朋友百米跑步成績大幅進步，比較少生病，健保卡更少用，便祕情況也大幅改善。

忙碌的工商社會，更需要在飲食上有好的習慣，在此刻以漸進式的方法培養自己及家人吃十穀，將擁有充沛健康的體能！

第一週	第二週	第三週	第四週
一半胚芽米 一半白米	一半糙米 一半胚芽米	一半十穀米 一半糙米	十穀米

十穀米怎麼煮最好吃

十穀要煮的好吃是有方法的哦！如何洗米浸米，水量該加多少？要如何煮？如何燜飯與拌飯呢？讀者可參考以下步驟：

1 洗米

洗米要輕快，不可用力搓揉，洗一次即可，剩餘的洗米水可以澆花或洗鍋具。洗十穀米不能像洗精白米，如此才能減少十穀米所流失的維生素及礦物質。

2 浸米

浸米一小時，吸水量即八成，充分吸收水分的十穀米在烹煮時，可糊化完全。浸水的時間，夏天三十分鐘即可，冬天可浸九十分鐘。

3 加水量

一杯十穀米（一百九十公克），約加一杯半的水及四滴沙拉油（兩百七十公克），一杯米約可煮成兩碗乾飯。

4 加熱

若用大鍋煮飯，要先以強火熱煮，使其盡早沸騰。烹煮十人份以上時，往往要加熱水來煮，待米受熱糊化，融解成膠體狀時，火力應轉小，保持沸騰即可。如果用電鍋，比較沒有火侯控制的問題。

5 燜飯

當水分完全被吸收後，即要熄火，用鍋中的餘溫充分燜之，十穀米澱粉的糊化便完成，米粒外面的水氣被充分吸入到米粒內，燜飯中途，不可打開鍋蓋。

如果好奇打開鍋蓋，溫度降低下來，水氣加重，飯就不好吃，燜飯至少要十分鐘以上。

6 拌飯

煮好的飯，應用飯匙將十穀飯充分地攪拌，以使鍋中的十穀飯分布均勻，並使多餘的水氣在攪拌時蒸散掉，煮飯的水裡滴四滴沙拉油或香油，可使煮出來的十穀飯較具有光澤，飯也不會黏在一起。

耐心的讀者只要一一按照以上六個步驟去執行，一定能煮出好吃、營養又有味道的十穀米飯。剛開始可能比較不順手，一段時間的實際烹煮，就很熟練了！

其他特殊族群與不愛吃的人

1 喜歡吃垃圾食物的小朋友

汽水、蛋糕、糖果、炸雞等，我們將之歸類爲垃圾食物。舌頭的味蕾長期受到高糖、高鹽的汙染，會對十穀米的自然原味不感興趣。身爲家長、父母，如果只順應小孩的口味，不去矯正他的飲食習慣，好不容易栽培孩子讀到研究所，眼看即將要出人頭地之時，突卻然罹患不治之症，到時呼天搶地都沒有用。

俗話說「病從口入」，可見飲食把關有多麼重要，所以請用十穀米循序漸進法，一週一週地，慢慢由白米胚芽米→糙米→十穀米，讓小朋友的味蕾能眞正喜歡自然味；對於成人，也可以用同樣方法改變飲食習慣。

2 針對年老人

老人家牙齒鬆動搖晃，呑嚥功能變差，所以不適合堅硬的十穀飯。如果利用果汁機將十穀米混合蔬果芽苗打成精力湯，或是利用水解功能將十穀米泡久一點、煮久一點或焖久一點，米的顆粒經過水解、加熱已經熟透爛，一定可以適合老人家食用。

3 其他

如果以上方法還是無效，可以十穀飯加水再加黑芝麻、紅棗、香蕉及黑糖一起放入果汁機中打成十穀米漿，風味一級棒，保證人人都愛喝。

4 上班族

對那些每天忙於工作，沒有時間準備十穀米漿或十穀米粥的上班族，不妨請店家代爲打成十穀粉，每天早上用熱開水沖泡攪拌也十分方便。

第三章

簡速的「十穀料理包」製作

先準備好十穀的每一種食材，每一種單品可以取約六十公克，一：一的成分混合。

建議晚上就先將十穀米洗淨，一杯十穀米以（約兩杯米）的水浸泡六小時後，用一般電鍋煮熟後分成家人每天所需分量，如此可以在最短時間內製作十穀雜糧粥或十穀精力湯。

早上起床到上班，要刷牙、洗臉、著妝、準備早餐的時間極爲有限，所以前一天晚上將快速、簡單的「料理包」放入果汁機打成精力湯，或放入鍋中，加入三倍的水煮成十穀雜糧粥，就能省下不少寶貴的時間。

預煮好的十穀飯可用保鮮膜包成數十小包存於冰箱冷凍庫。睡前取一包放入冷藏以備次日早晨使用，不僅快速又方便。

米的保存方法

買回來的米也要注意保存方式，才能保有十穀米的最佳風味極鮮度。

1 新買的米就儲存在乾燥密封的米桶容器中。

2 超過一星期的米要冷藏，建議用小袋分成一小包裝好，放入冰箱中保存。

3 生機飲食店的眞空包裝米，買回來就可以直接放在冷藏室。

4 可在米中加入用紗布包好的蒜頭，預防米蟲產生。

第四章

十穀療法的禁忌與注意事項

吃十穀米必須注意的事項

任何的情況都可以吃十穀嗎？許多讀者不免有此疑惑。列舉四種特別需要注意的情況，加以說明。

1 孕婦可否吃薏仁？

大部分的中醫師說孕婦不可以吃薏仁，以免流產，但報上曾經有一位中醫師獨排眾議，認爲此說是無稽之談。爲了安全起見，我建議懷孕中不吃薏仁，待產後，再於十穀米中添以加薏仁。

2 胃不好的人能喝十穀米漿嗎？

胃不好可以分為消化不良、胃潰瘍和十二指腸潰瘍等。消化不良的人，可以多喝十穀米漿；胃潰瘍及十二指腸潰瘍也可以喝十穀米湯，但是必須配合食用鹼性食物，例如菠菜、海帶和蒟蒻。

3 洗腎及糖尿病患者可以食用十穀米食嗎？

洗腎病患絕對不可以吃十穀米食，糖尿病患可以吃十穀米食，但應酌量（例如半碗）不應過量（關於糖尿病患食用十穀米之詳細介紹，請參考第五篇Q&A）。

4 大腸手術或胃部有部分切除的病患，是否可吃十穀米食？

大腸手術完後兩週，應讓縫合傷口復原後再喝十穀米漿，胃部分切除病患，也應休息至少一個月，待復原後才可以喝十穀米漿。

慢性腎臟衰竭及尿毒症洗腎的病人，並不宜吃十穀，因為全穀類含有高磷及高鉀會降低鈣的吸收及全身皮膚搔癢，惡化腎性骨病變；高鉀會影響洗腎的效果，甚至造成心律不整。

全穀類食物含有大量纖維素，有助於腸胃蠕動及預防大腸癌，但是過量的纖維在腸道中會吸收水分，體積會膨脹，對於腸道手術後或腸胃功能不佳的患者，會有脹氣的現象。

此外，過量的纖維素會干擾鈣、鐵離子的吸收，所以貧血、骨質疏鬆，或正在服用鐵劑、鈣片的人，不宜攝取過量的十穀雜糧。

凡事有一利必有一弊，十穀雜糧對一般人來說，利遠大於弊不必因噎廢食，可以放心大膽的吃。十穀是飲食療法，也是最簡單最自然的自癒療法，只需要耐心與毅力，是預防現代文明病最方便的養生療法！

注意事項

1 以漸進的方式，將精食、速食、重食（重口味）的飯食習慣漸漸改為粗食、慢食、輕食（重原味）。

2 對於慢性腎臟衰竭及尿毒症洗腎的病人，不宜吃十穀。

3 三歲以上的小朋友可以全面實施十穀療法，如十穀米漿。

4 凡事貴在有恆的信念，切勿因為覺得麻煩就中斷十穀養生法。

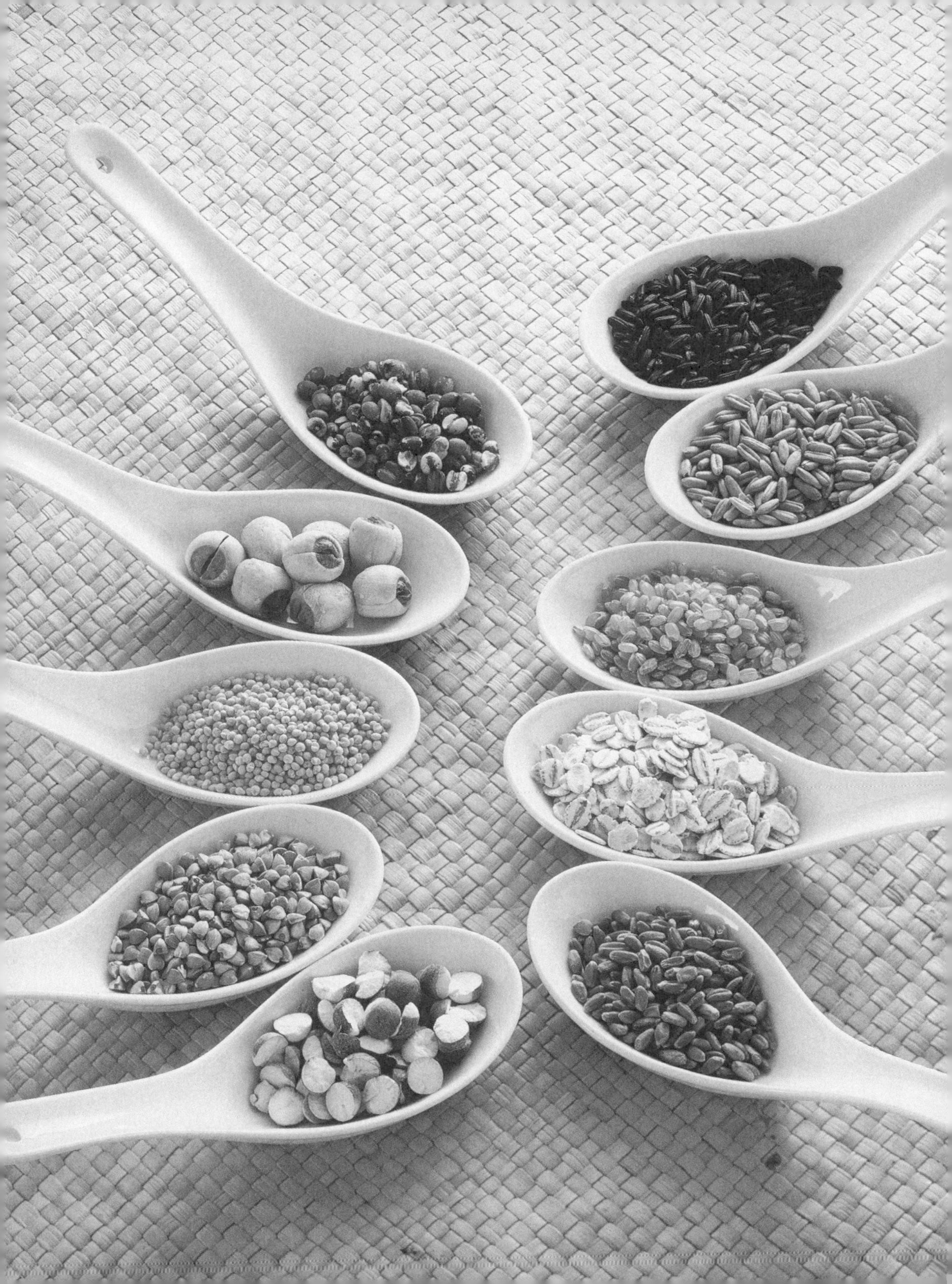

第五章

癌症患者的十穀飲食保健

在醫藥發達的今天，癌症已非絕症，抗癌成功的鬥士比比皆是，十穀米的抗癌效果在臨床上得到很大的迴響。癌症初期患者，首先要接受西醫的治療，再輔以十穀養生治療法搭配，醫療效果就能達到完整。當患者初接受化療時，要停止十穀養生治療法，等兩個月後，依身體狀況再適度飲用。

肝、膽癌：十穀飲食保健與忌宜

肝、膽癌就是肝癌的細胞突變，癌細胞成爲不停分裂狀態，逐漸破壞正常的肝、膽組織，甚至轉移至身體其他器官，造成惡性循環，最後危及生命。

肝、膽癌的患者，在飲食方面不適宜吃煎炸、重口味、辛辣及刺激的食物，當然更不能飲酒。雖然症狀在初期並不明顯，但是臨床上會呈現全身倦怠、食欲不振、體重下降的情況。

⊙注意事項

在十穀的成分中，蕎麥、芡實、紅薏仁這三種單品都可以酌量增加一倍至兩倍的成分，再混合其他一比一的七種穀糧，也要多攝取深綠色蔬菜、小麥草、南瓜、黃豆芽及葡萄柚等。

肺癌：十穀飲食保健與忌宜

肺癌的生長和發展多樣化，癌細胞可循淋巴管散播到肺門、縱膈、鎖骨上和腋下淋巴結，癌細胞亦可直接侵犯血管，發生癌栓，造成遠處轉移，例如肝、骨和腦部等。肺癌的患者，在飲食方面不適宜吃鹹魚，或有經過化學物質保存的肉類和蔬菜，尤其是臘味、醃菜等一定要禁止。

肺癌症狀初期並不明顯，但是臨床上會有乾咳或有少量白色泡沫痰，所以很容易被誤認爲是傷風感冒。平日有吸煙的人初期會呈現輕微咳嗽，大多時候也會因此而被忽視。

⊙注意事項

在十穀的成分中，糙米、小米和蓮子這三種單品都可以酌量增加一倍至兩倍的成分，再混合其他一比一的七種穀糧，也要多攝取大蒜、扁豆、南瓜、芹菜及綠藻等。

胃癌：十穀飲食保健與忌宜

胃癌常見於嗜吃鹹魚、醃製物或因病理性的惡性貧血、腺瘤性胃息肉、慢性萎縮性胃炎，或曾做過胃切除手術者、增殖性胃病變者。

胃癌的患者，在飲食方面不適宜吃調味重、醃漬、煙燻、油炸等食物，也要避免亞硝酸鹽、動物油脂等。症狀在初期並不明顯，但是臨床上會呈現上腹部不適、悶痛、隱約作痛、消化不良、食欲降低、吞嚥困難和體重減輕。

⊙注意事項

在十穀的成分中，小米、小麥、燕麥這三種單品都可以酌量增加一倍至兩倍的成分，再混合其他一比一的七種穀糧，也要多攝取深綠色蔬菜、小麥草、南瓜、黃豆芽及葡萄柚等。

大腸癌：十穀飲食保健與忌宜

大腸癌初期常被誤認是腸胃炎，而未能做適當的診斷與治療。大腸癌不論大小、位置和症狀多久，只要不轉移到骨骼或其他重要的維生器官，即使有肝、肺或骨骼的轉移，在病人情況許可之下，皆須切除。

大腸癌的患者，在飲食方面不適宜吃高油脂、肉類和高膽固醇的食物。大腸癌常見於高脂肪及低纖維的患者。症狀在初期時是肛門出血、體重減輕、腹痛、大便直徑變小、腹瀉、貧血、腹部腫瘤。

⊙注意事項

在十穀的成分中，小麥、燕麥這兩種單品都可以酌量增加一倍至兩倍的成分，再混合其他一比一的八種穀糧，也要多攝取川七、扁豆、菜豆、奇異果及綠花椰菜等。

卵巢癌：十穀飲食保健與忌宜

卵巢癌的病因與乳癌、子宮內膜癌相似，與高脂肪飲食、卵巢荷爾蒙及環境中的致癌物有關。卵巢癌的患者，在飲食方面不適宜吃高脂肪、肉類、醃漬物及發霉食物。

症狀在初期時是胃口不好、消化不良、腹脹。

⊙注意事項

在十穀的成分中，糙米、蕎麥、燕麥、蓮子這四種單品都可以酌量增加一倍至兩倍，再混合其他一比一的六種穀糧，然後也要多攝取五穀、苜蓿芽、綠豆芽、金針菇、甜椒和黃豆等。

子宮頸癌：十穀飲食保健與忌宜

子宮頸炎、子宮頸糜爛及子宮頸裂傷，多位性交伴侶及感染人類乳突瘤病毒，是子宮頸癌的高危險群。子宮頸癌的患者，在飲食方面不適宜吃高脂肪、肉類和防腐劑等。

子宮頸癌在早期時是無症狀的，必須依靠細胞抹片來篩檢。

⊙注意事項

在十穀的成分中，糙米、蕎麥、燕麥、蓮子這四種單品都可以酌量增加一倍至兩倍的成分，再混合其他他一比一的六種穀糧，也要多攝取小麥胚芽、番茄、絲瓜、甘藍、大蒜、扁豆和白豆等。

乳癌：十穀飲食保健與忌宜

乳癌的形成是由於惡性腫瘤侵略並破壞正常組織，腫瘤更可能擴散到淋巴、肝、肺、腦和骨骼中。常吃烤炸肉類等高脂肪飲食的女性，修補基因比較容易斷裂，易罹乳癌。所以乳癌的患者，在飲食方面要特別留意，不適宜吃脂肪、肉類，以及飽和油脂、膽固醇等太高的食物。

乳癌早期通常不會引起疼痛，症狀在初期時是乳頭有分泌物，乳房、乳暈或乳頭有顏色或皮膚凹陷、皺摺或呈鱗狀。

⊙注意事項

在十穀的成分中，小米這一種單品可以酌量增加一倍至兩倍，再混合其他他一比一的九種穀糧，要多攝取水果、糙米、花椰菜和綠色蔬菜等。

血癌：十穀飲食保健與忌宜

白血病，俗稱血癌，爲一項血液性癌症，主要是由於身體製造出過多的異常白血球，病患因而會出現容易淤青及呼吸困難等症狀。血癌的患者，在飲食方面不適宜吃煎炸、刺激性、高蛋白和高血脂的食物。

症狀在初期時是疲倦、食欲不振、體重減輕、肝脾腫大並易發燒。

⊙注意事項

在十穀的成分中，黑糯米、小米、小麥這三種單品都可以酌量增加倍一倍至兩倍的成分，再混合其他他一比一的七種穀糧，然後要多攝取冬瓜、韭菜、洋蔥、苦瓜、木瓜和菜豆等。

膀胱癌：十穀飲食保健與忌宜

膀胱癌常因抽煙過多、經常染髮、接觸塑膠的化學成分所產生。膀胱癌的患者，在飲食方面不適宜吃高膽固醇、高油脂、醃漬或不新鮮食物等。

症狀在初期時會產生無痛性的血尿與排尿困難。

⊙注意事項

在十穀的成分中，小米、蕎麥、燕麥、麥片這四種單品都可以酌量增加倍一倍至兩倍的成分，再混合其他他一比一的六種穀糧，然後要多攝取芹菜、菠菜、海苔、橘子及葡柚等。

淋巴腺癌：十穀飲食保健與忌宜

淋巴腺癌就是免疫不全、感染EB病毒、人類T淋巴病毒、使用安非他命、遺傳所引起。淋巴腺癌的患者，在飲食方面不適宜吃含防腐劑及醃漬、發霉食品等。

症狀在初期時依癌細胞侵犯位置不同而有區別，大致上是鼻塞、鼻竇炎、臉色蒼白、發燒、腹脹、腹痛和便血的症狀。

⊙ 注意事項

在十穀的成分中，芡實、燕麥、蓮子、紅薏仁這四種單品都可以酌量增加倍一倍至兩倍的成分，再混合其他一比一的六種穀糧，然後要多攝取大頭菜、牛蒡、甘藍、苦瓜及菜豆和薏仁等。

食道癌：十穀飲食保健與忌宜

引起食道癌的原因主要有抽煙、喝酒、亞硝胺、緊張生活和過熱的食物。食道癌患者不宜吸菸、食含有酒精成分或醃漬、發霉的食品等。

症狀在初期時會出現硬食吞嚥困難，漸漸軟食也無法嚥下、呼吸困難、體重明顯減輕和頸部淋巴腫大。

⊙ 注意事項

在十穀的成分中，小麥、燕麥、麥片這三種單品都可以酌量增加一倍至兩倍的成分，再混合其他一比一的七種穀糧，然後要多攝取五穀、扁豆、綠色蔬菜及番茄、黃色蔬菜等。

胰臟癌：十穀飲食保健與忌宜

胰臟癌就是慢性的胰臟癌曾接受部分胃切除者，因小腸內代謝的解毒不佳，進而胰臟致癌，胃切除後胃酸減少，使致癌的亞硝酸鹽增生。胰臟癌的患者，在飲食方面不適宜高脂肪的食物；尤其禁止抽煙、喝酒、喝咖啡。

症狀在初期時是腹痛、體重減輕、胃出血、脊柱疼痛、噁心嘔吐、便祕和脂肪便等。

⊙注意事項

在十穀的成分中，小米、蕎麥、蓮子、紅薏仁這四種單品都可以酌量增加一倍至兩倍的成分，再混合其他一比一的六種穀糧，然後要多攝取全穀類、綠色蔬菜、海藻、菇類、柑橘類和豆類等。

鼻咽癌：十穀飲食保健與忌宜

鼻咽癌引起的原因可能有吸入過量的蚊香、香煙或吃太多鹹魚、燻肉、臭豆腐及嚼檳榔、E病毒感染所引起。鼻咽癌的患者，在飲食方面不適宜吃久放的食物、醃漬品，更要遠離不良的空氣環境、避免污染。

症狀在初期時是頸部淋巴結病變，頭頸部區域的疼痛；尤其經常頭痛的現象會出現。

⊙注意事項

在十穀的成分中，小麥、麥片、燕麥這三種單品都可以酌量增加一倍至兩倍的成分，再混合其他一比一的七種穀糧，然後要多攝取杏仁、南瓜、牛蒡、薏仁及綠花椰菜等。

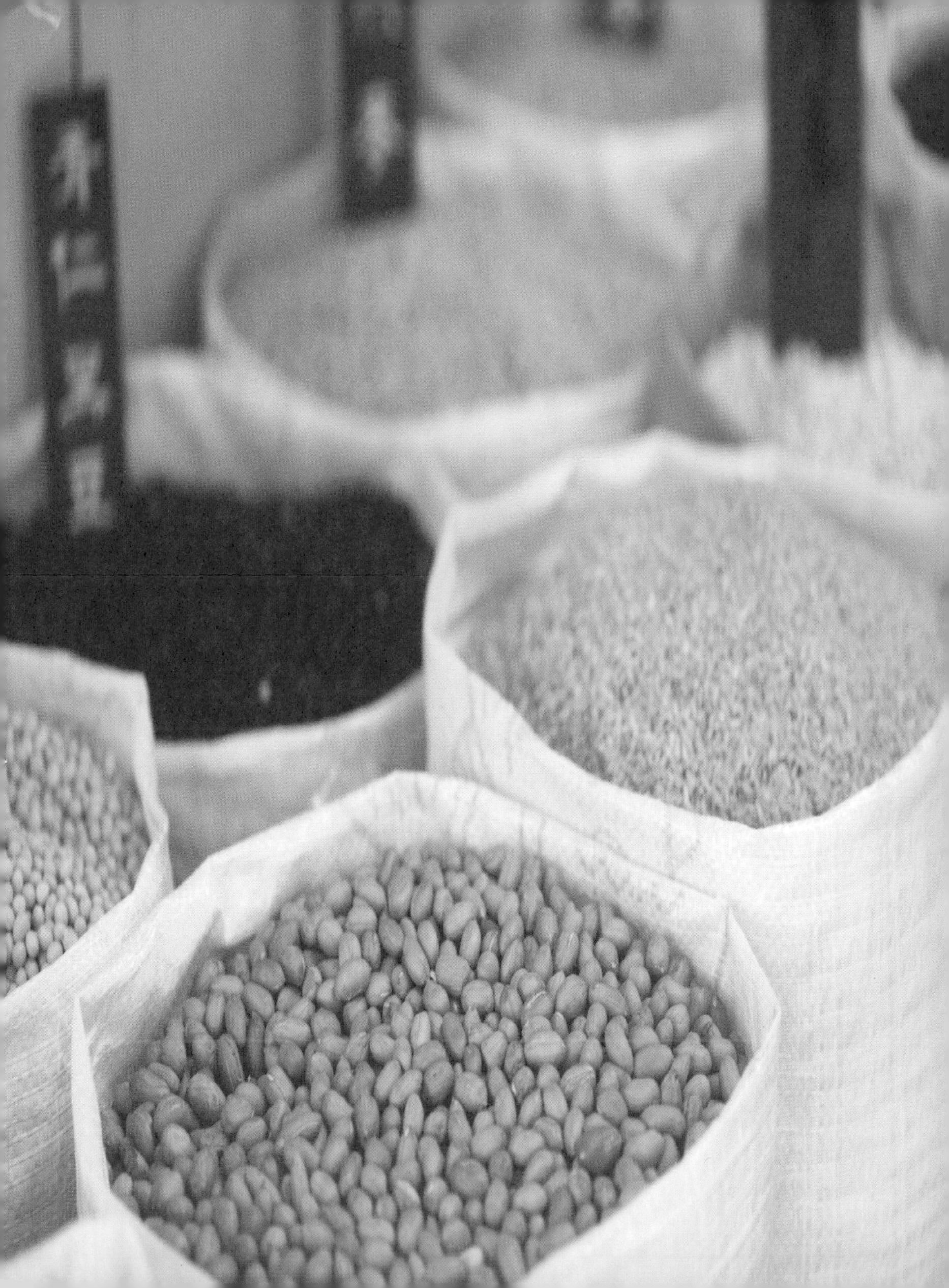

第四篇

十穀
養生食譜

在十穀營養食譜實務篇中，徐醫師精心為你製作十種食譜的變化供讀者參考，尤其上班族的婦女為了準備三餐總是十分忙碌，如何在簡短時間內，輕易完成餐點？

最好在晚上睡前取一小包煮好再用保鮮膜包好，放入冷藏以備次日早晨使用。十穀是理論基礎，鼓勵讀者親自烹煮，讓家人也一起分享這十穀營養美味的成果，也盼望大家一起實行、迴響，讓每個需要十穀養生餐的讀者獲得更多理念與經驗！

十穀排毒三餐

適合族群：一般大衆・癌病患者・老人

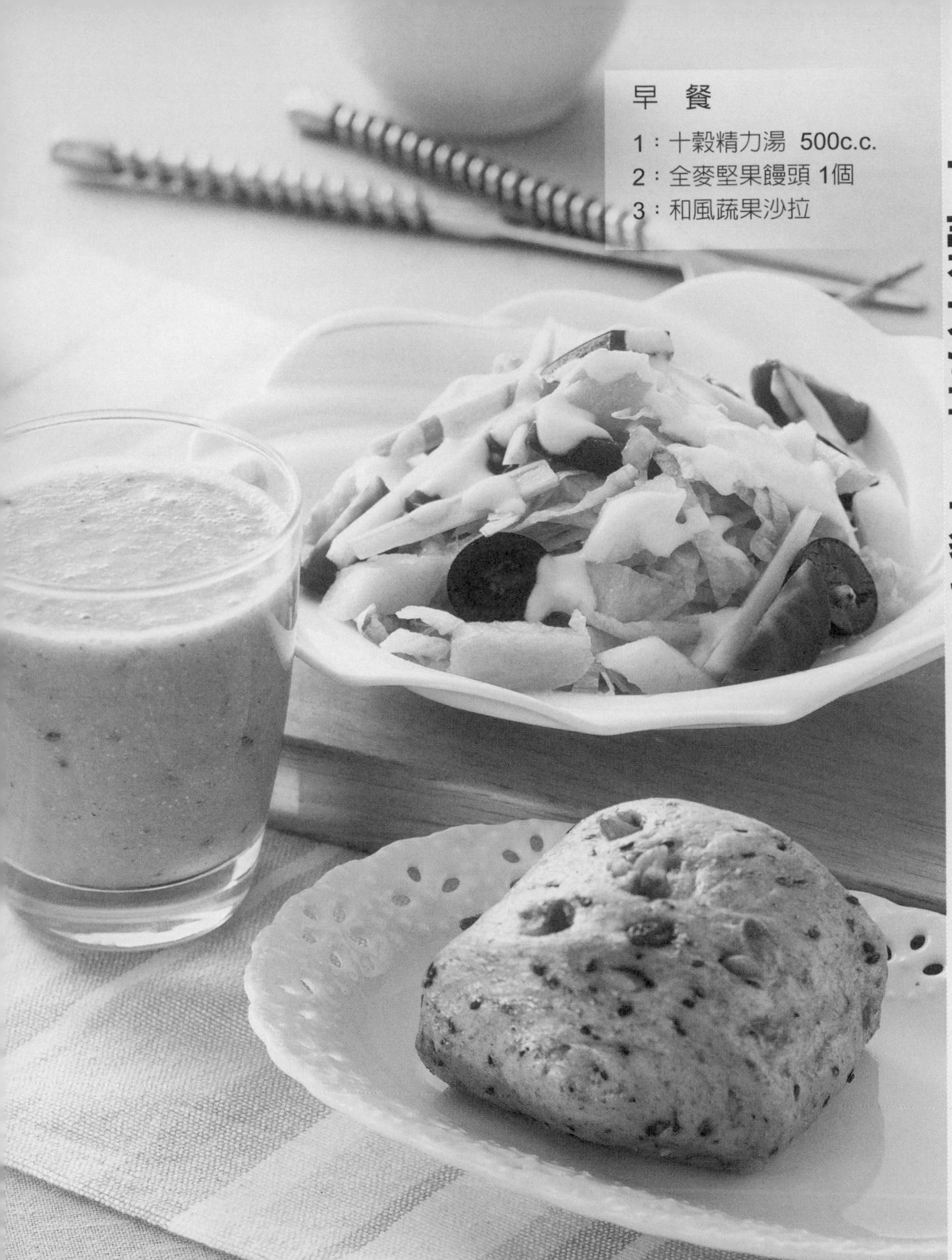

早　餐

1：十穀精力湯 500c.c.
2：全麥堅果饅頭 1個
3：和風蔬果沙拉

人們平日攝入的食物，都可能吃到被污染過的糧食及水果、蔬菜，因此造成體內自由基的累積。加上生活過分勞累或睡眠不足甚至精神緊張及情緒不穩，也都會讓身體的內分泌紊亂，新陳代謝失調，免疫力降低。

經由十穀排毒餐的範例引導，能讓我們明白，如何藉著平日三餐飲食，將體內大量聚積停滯的毒素與廢物輕易排除！

而本書中的十穀精力湯，其功效顯著，更是保持健康的活力泉源。

和風蔬果沙拉

材料

鳳梨	1/4個	梨子	1個
葡萄	20顆	小番茄	12顆
美國芹菜	1枝		
碎核桃	2大匙		
美生菜	4大片		
優格	100公克		
檸檬汁	2大匙		
蜂蜜	1大匙		

做法

1 梨子去皮去核切丁，鳳梨切丁，葡萄、小番茄洗淨切半，美國芹菜去皮切丁，美生菜切細條，碎核桃放入烤箱內烤香上色即可。

2 將優格、檸檬汁及蜂蜜混合均勻備用。

3 盤內先放一些美生菜，再放上已備妥之蔬菜水果，放進冰箱內冰涼，約十分鐘後取出，食用前淋上優格醬汁，放上碎核桃即可。

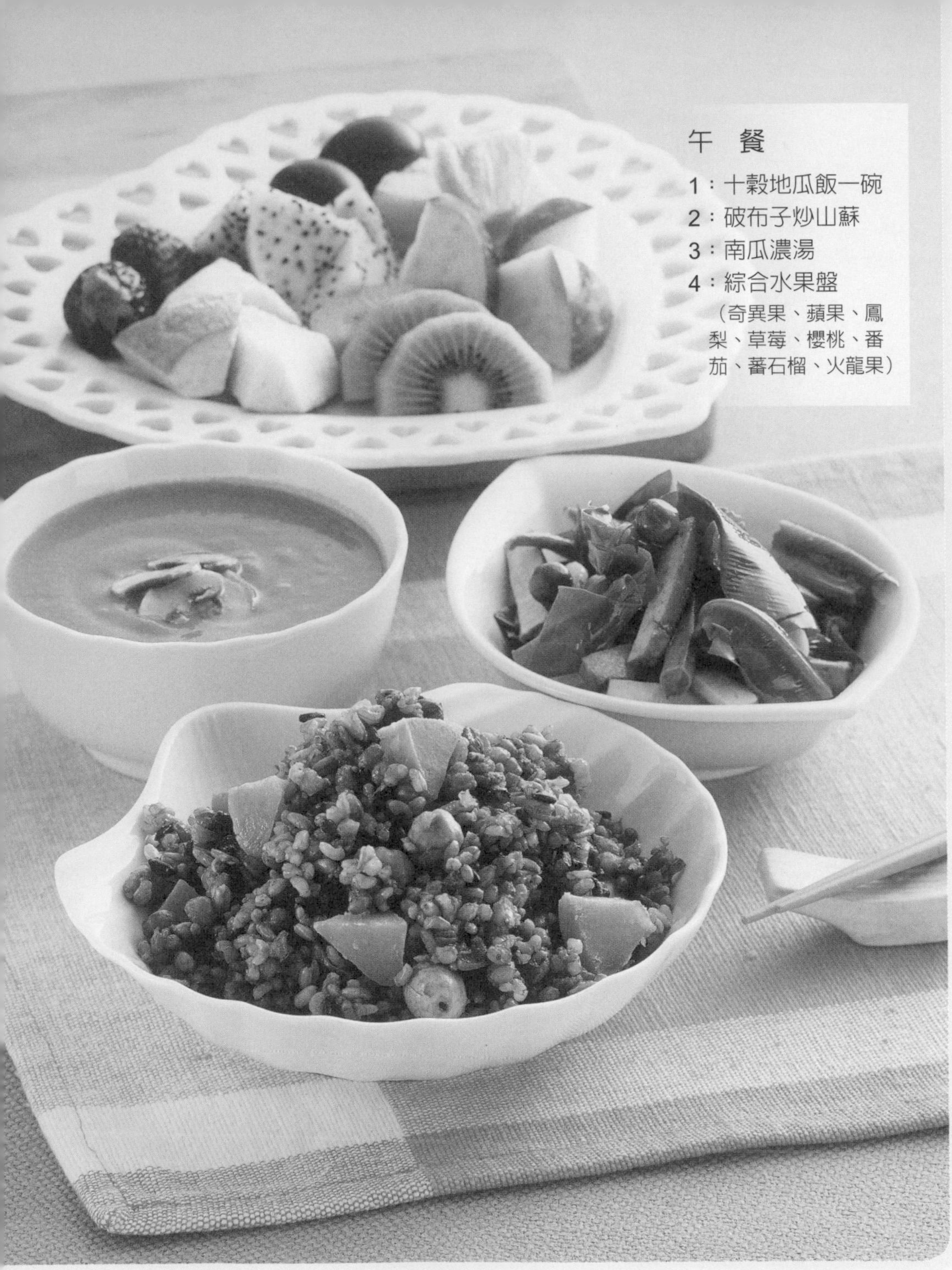

午　餐

1：十穀地瓜飯一碗
2：破布子炒山蘇
3：南瓜濃湯
4：綜合水果盤
（奇異果、蘋果、鳳梨、草莓、櫻桃、番茄、蕃石榴、火龍果）

破布子炒山蘇

材料

山蘇　300公克
豆乾　4兩
蔭破布子　2大匙
蒜頭　4粒
甜紅椒　四分之一個
葡萄籽油　1大匙
糖　1茶匙
海鹽　半茶匙

做法

1. 山蘇洗淨切除硬梗部分，以熱水燙熟立刻撈出，放涼備用。
2. 豆乾切片，甜紅椒切細絲，蒜頭切片備用。
3. 鍋內熱葡萄籽油，炒香豆乾，再放蒜片、破布子和紅甜椒絲炒一下，加入鹽、糖調味後，放下山蘇拌炒均勻即可。

南瓜濃湯

材料

南瓜　6兩
馬鈴薯　4兩
洋蔥　半個
蘑菇　2兩
鮮奶　50c.c.
葡萄籽油　2茶匙
鹽、胡椒粉　各少許
水　4小碗

做法

1. 南瓜去皮去籽切塊，馬鈴薯去皮切塊，洋蔥切片，蘑菇切片。
2. 鍋內熱葡萄籽油，將洋蔥炒軟，放下南瓜塊和馬鈴薯塊，並放入四小碗水，煮滾後改小火煮至南瓜、馬鈴薯鬆軟，最後放入果汁機內打成南瓜汁。
3. 將南瓜汁倒回鍋內，加入蘑菇片和鮮奶再次煮滾，加上鹽和胡椒粉調味即可。

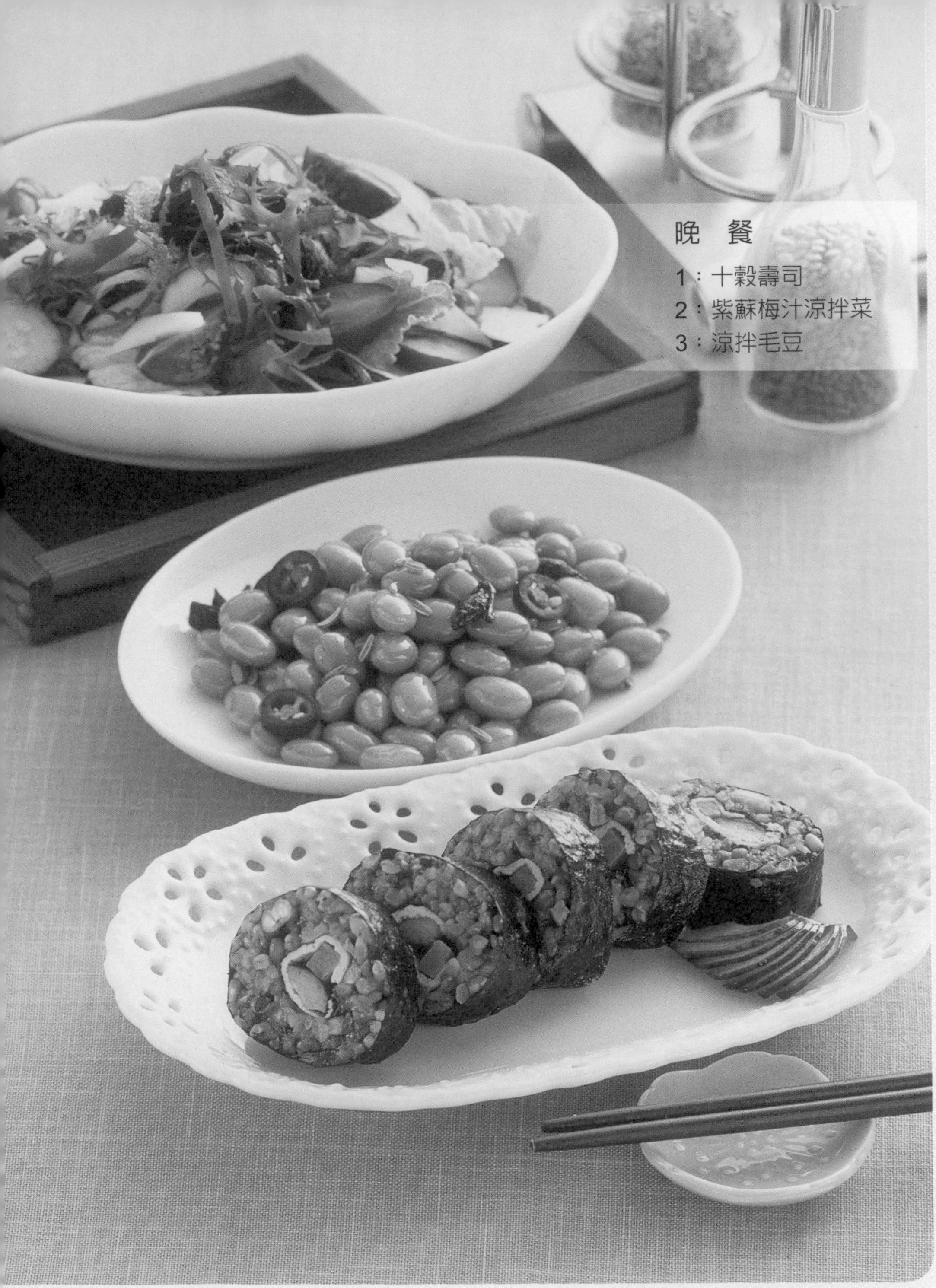

晚　餐

1：十穀壽司
2：紫蘇梅汁涼拌菜
3：涼拌毛豆

紫蘇梅汁涼拌菜

材料

青木瓜 6兩

紅海藻、海帶若芽 適量

洋菜、薑絲 適量

小黃瓜 1條

小番茄 2兩

甜椒、洋蔥 四分之一個

蘿蔓生菜 四分之一顆

紫高麗菜、紫蘇梅汁 各適量

做法

1 青木瓜去皮切片，以鹽醃泡十分鐘後，擠乾水分浸漬紫蘇梅汁（木瓜的三分之一量）半小時。

2 紅海藻、帶芽、洋菜以冷開水泡約五分鐘後，擠乾水分備用。

3 小黃瓜切片，小番茄切半，甜椒切絲，蘿蔓生菜切小片，洋蔥切絲，紫高麗菜切絲。

4 將所有材料放置於盤上，食用前淋上紫蘇梅汁即可。

涼拌毛豆

材料

紅辣椒 少許

毛豆 4兩

八角、茴香、鹽、胡椒粉 各適量

做法

1 毛豆洗淨，紅辣椒切小片。

2 燒一鍋熱水，水滾後，放下毛豆、紅辣椒、八角、茴香一起煮，至毛豆熟了，撈出，加鹽和胡椒粉調味拌勻即可。

十穀排毒餐
養生治病功能分析•

① 治口角炎
② 補血、抗氧化功能
③ 預防乳癌、大腸癌、肝癌
④ 養顏美容
⑤ 抗衰老
⑥ 預防耳鳴、過敏症
⑦ 高脂血症
⑧ 減輕更年期症候群
⑨ 促進消化液分泌
⑩ 增強胃腸蠕動

營養成分•

微量元素鈷、維生素A、C、E、B_1

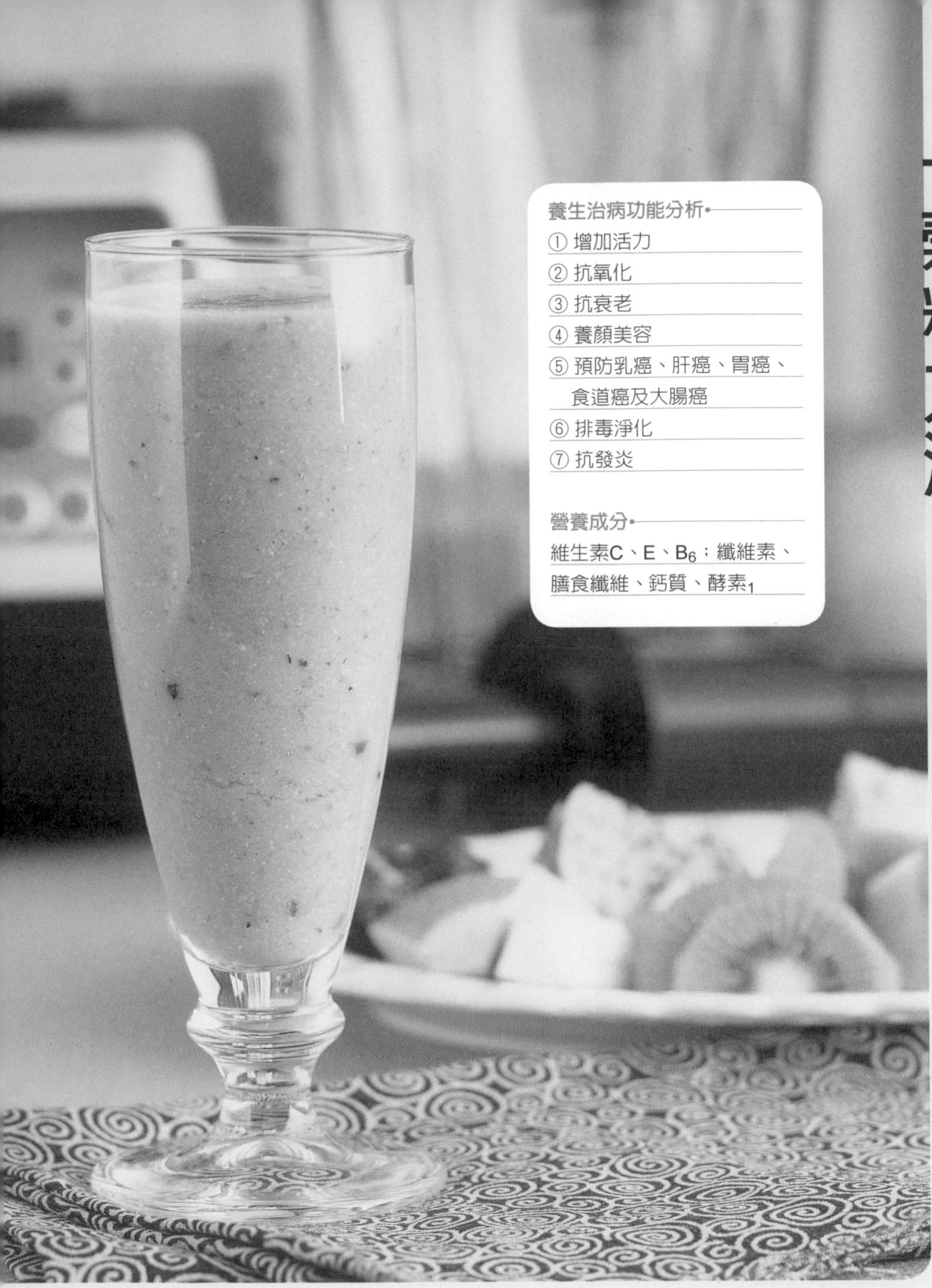

十穀精力湯

適合族群：一般大衆．癌病患者．小孩

養生治病功能分析

① 增加活力
② 抗氧化
③ 抗衰老
④ 養顏美容
⑤ 預防乳癌、肝癌、胃癌、食道癌及大腸癌
⑥ 排毒淨化
⑦ 抗發炎

營養成分

維生素C、E、B_6；纖維素、膳食纖維、鈣質、酵素$_1$

所謂的精力湯就是每日清晨以蔬果芽苗豆穀混合五寶粉、開水放入果汁機中。一杯富含營養，提供人體無限精力的瓊漿玉汁。十穀精力湯講求營養均衡及豐富的纖維質及多變化，並藉由十穀與其他食物之間的互補與相容，加上對症食物材料的選擇；生鮮蔬果及熟食十穀米，配上溫和的粉狀乳製品，喜歡的食材先清洗切塊、準備好，經果汁機一打，一杯杯迎合健康訴求的十穀精力湯，就能發揮其特殊功效。

十穀精力湯含有充足的水分，具有下列四項功能

1 能調節體溫

人體的體溫之所以可以維持恆定，主要就是大腦下視丘的體溫能調節中樞，因大腦中的水分占百分之七十五之多，當水分不充足時，體溫就會上升。尤其是當身體出現發熱或是中暑時，更要多攝取水分來維持體溫的恆定。

2 促進腸胃蠕動

多喝水可以促進腸胃蠕動、預防便祕，使腸胃消化後的廢物順利排出，尤其若能在一早起床後，未進食前就先喝一杯冷開水，有助刺激腸胃的蠕動，引起便意，對於預防腸胃的新陳代謝很有幫助。

3 安定精神

如果口乾舌燥，體內水分不足夠時，細胞會產生生理變化，身體出現不安與焦慮的情緒。十穀精力湯中的水分及養分，可以迅速維

持體內各機能正常運作，每日持之以恆地飲用精力湯，漸漸地便會覺得精神舒爽。

4 延緩老化

十穀精力湯中的水分可以促使正常細胞生長，使肌膚呈現潤澤水亮感，並且水分充足時，皮膚表面的自然排汗系統就能正常運作，將毛孔中的污垢隨著汗水一起排出去，可以減少長青春痘與粉刺的機率。

如果是長期慢性的水分攝取不足，缺水的細胞表現在皮膚上就會顯得乾枯粗糙，還會使皺紋提早出現。因此要預防皮膚老化，每天一杯十穀精力湯，可說是最天然的人體保濕聖品了。

註：喝十穀精力湯的分量
男性一天 600cc至700cc
女性一天 500cc
小孩一天 300cc至400cc

十穀精力湯

材料

十穀米三杯（煮完後分為十四份）：
糙米、黑糯米、小米、小麥、蕎麥、芡實、燕麥、蓮子、麥片和紅薏仁

配料

1 堅果類：
腰果、葵瓜子、松子、南瓜子、杏仁果、核桃等共300公克
（腰果、核桃、杏仁果可依自己喜好加多，其餘少量）
葡萄乾 200公克
海帶芽 14公克

2 粉類：（以下為十四天份）
小麥胚芽麥粉 280公克
大豆卵磷脂 280公克
啤酒酵母粉 140公克

黑芝麻粉、白芝麻粉　210公克
（選擇自己喜歡的口味加入）

3 新鮮水果：
蘋果、酪梨、葡萄、芭樂、番茄、香蕉、奇異果等選三到四種，一天分約100公克，洗淨切小塊備用。

4 芽菜類：
苜蓿芽或綠豆芽，一天分約20公克，洗淨瀝乾水分。

5 有機蔬菜：
地瓜葉、紅鳳菜或A菜等深綠色蔬菜，一天分約30公克，先切段、洗淨備用。

6 液體類：
原味優酪乳200c.c.，冷開水1000c.c.
（也可全部用原味優酪乳）

說明

材料配料1及2可一次備妥兩週的分量，分裝成14小包，方便每日取用。

做法

1 先將十穀米三杯洗淨，以六杯水浸泡半天，放進電鍋內蒸熟後，分裝成每包120公克共14小包（一家四口兩週所需的分量）。用塑膠袋包好，放進冰箱冷凍庫，每晚上睡前取一包放入冷藏，以備次日早晨使用。

2 將配料1份量分成14份，用塑膠袋裝好，放入冰箱冷藏，每天打精力湯之前，先取一包泡水十分鐘後，再放入果汁機。

3 將配料2分成14份，用塑膠袋裝好，放入冰箱冷藏備用。

4 果汁機放入一包解凍的十穀飯，一包泡過溫水的堅果類，一包粉類，加入新鮮水果、有機蔬菜、芽菜，加入原味優酪乳和冷開水，即打成一杯健康可口的精力湯。

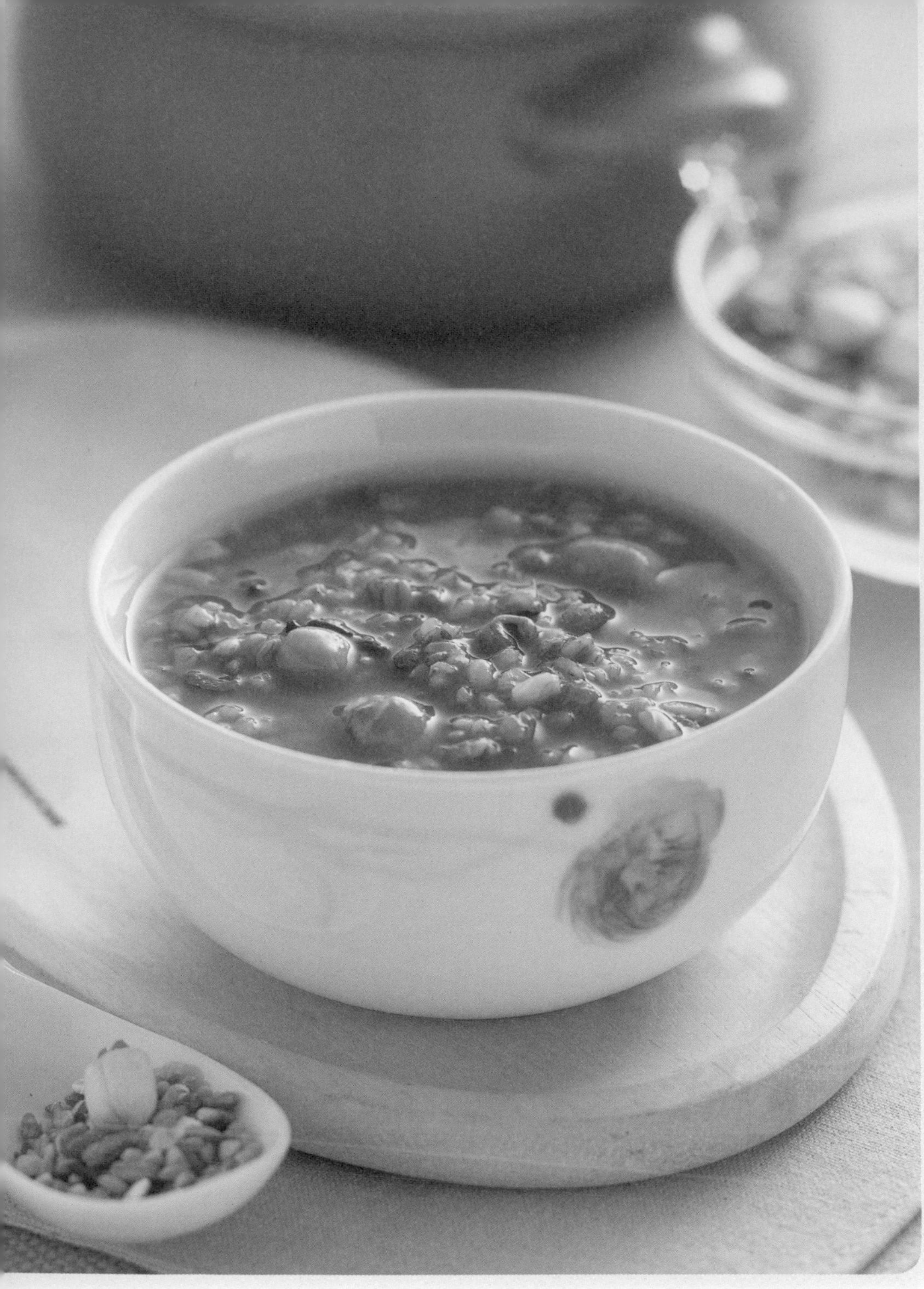

十穀粥

適合族群：一般大眾．癌病患者．老人．小孩

「粥」原作鬻，按其意即是將米放入鬲（大鍋）中煮。古人把稀飯分得更細，米加水煮稀叫糜，較稠的叫饘，更稀的稱爲酏。

米需加水六倍，才能煮成粥，若已煮成乾飯而乾飯要煮成粥，需加水兩倍半，即可煮成粥。

中國農曆十二月八日爲臘八節，乃爲紀念佛陀在臘月八日坐靜菩提樹下，悟道成佛之日。

臘八粥的材料有：小米、糯米、薏仁、高粱、菱角、小紅豆、綠豆、紅棗、蓮子、核桃、花生、龍眼、葡萄乾、陳皮等，十穀雜糧粥的材料及配方比臘八粥來得好，而且較不甜不易發胖。

十穀粥

材料

十穀米3杯：
糙米、黑糯米、小米、小麥、蕎麥、芡實、燕麥、蓮子、麥片和紅薏仁

做法

將十穀米3杯洗淨泡水4小時，放入電鍋中，再加水5杯煮成乾飯，待冷卻後，放入冰箱。翌日早晨，取3碗十穀飯加水4杯煮成稀飯。

十穀粥
養生治病功能分析

① 延年益壽
② 預防各種癌症
③ 增加肌耐力
④ 增加記憶力
⑤ 降血脂
⑥ 消除過敏症

營養成分

維生素B_1、維生素B_2、胺基酸、蛋白質、膳食纖維

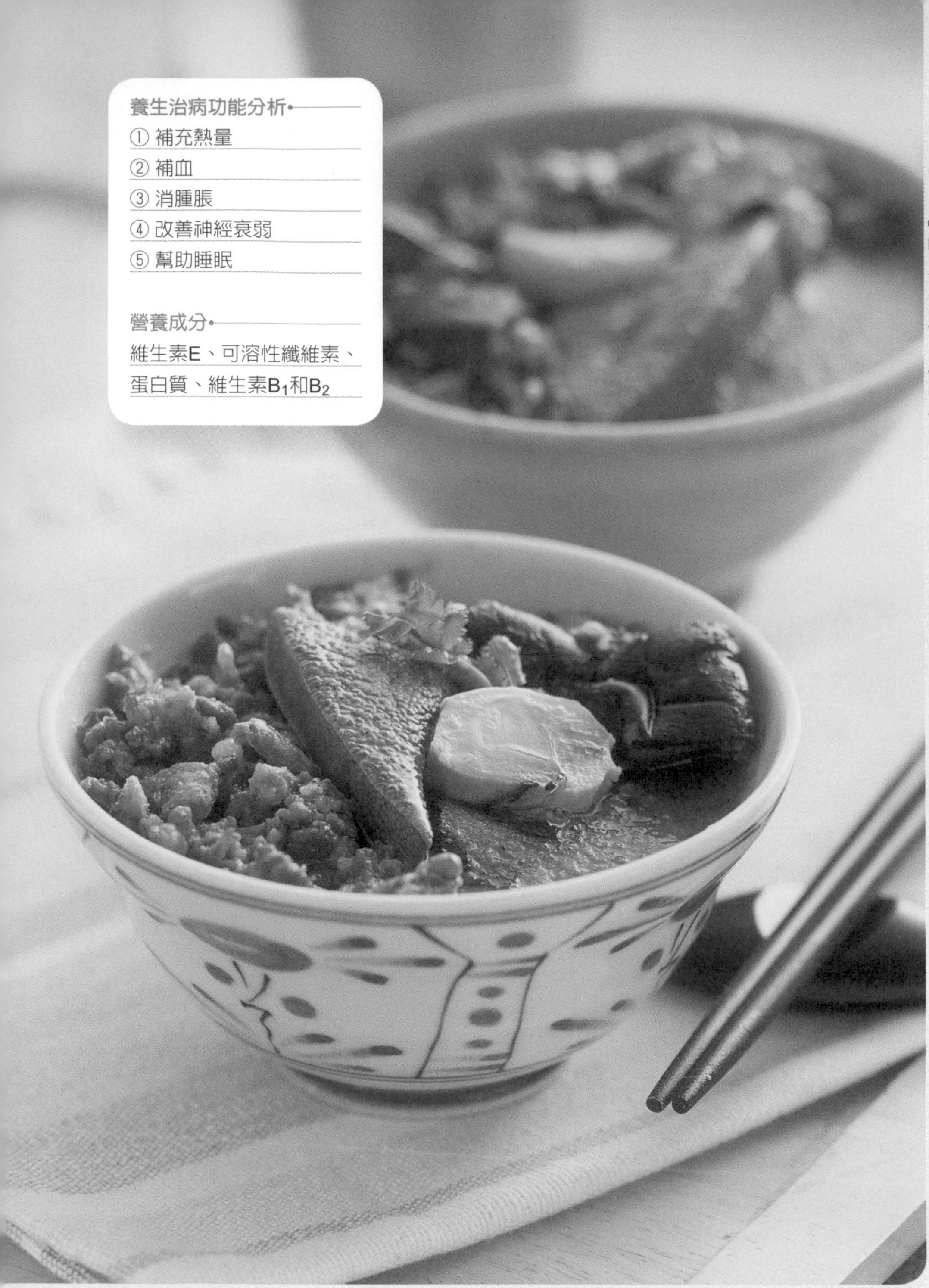

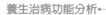

十穀碗粿

適合族群：一般大眾．老人．小孩

養生治病功能分析

① 補充熱量
② 補血
③ 消腫脹
④ 改善神經衰弱
⑤ 幫助睡眠

營養成分

維生素E、可溶性纖維素、蛋白質、維生素B_1和B_2

十穀碗粿

十穀製成的碗粿不僅好吃，又具有各種營養的食材，其中的配料與調味更是精緻；碗粿剛蒸好時很柔軟，趁熱食用的口感，讓人感到窩心又溫暖。等退溫變涼淋上醬汁後，口感又軟又Q，十分美味爽口！

材料

舊在來米	50公克	燕麥	54公克
糙米	58公克	蓮子	54公克
黑糯米	58公克	麥片	54公克
小米	54公克	紅薏仁	54公克
小麥	54公克	水	1200cc
蕎麥	54公克	粗鹽	18公克
芡實	46公克	紅糖	12公克

餡料

沙拉油	60公克	紅蔥頭	18公克
醬油	12公克	黑芝麻油	12公克

調味料

蝦米	12公克	胡椒粉	2.4公克
冰糖	3公克	絞肉	120公克
開水	600cc		

配料

豬肝	60公克	鹹鴨蛋仁	60公克
香菇	18公克		

做法

米漿的調製

取放半年以上的舊在來米60公克及十穀米洗淨後浸泡四小時，取出瀝乾放入磨汁機中加入600cc的水，磨成十穀米漿即可。

餡的作法

1 蝦米洗淨泡軟，香菇泡軟切片，紅蔥頭切片屑。

2 鍋中放油將紅蔥頭爆香，加入香菇，蝦米、絞肉炒至變色，倒入醬油、胡椒粉、冰糖、黑芝麻油一起拌勻即可。

碗粿的作法

1 取沸水煮滾加入一半米漿、鹽、紅糖拌勻煮成半糊狀。倒入剩餘之米漿內攪拌使其散開成半糊狀。

2 將米漿裝在磁碗內，約八分滿，上面鋪好豬肝、鹹鴨蛋仁及炒好的餡料。

3 放在蒸籠內，以中火蒸約半小時，以竹筷插試，若不沾黏筷子，代表蒸熟，大功告成了。

十穀壽司

適合族群：一般大眾．癌病患者．小孩

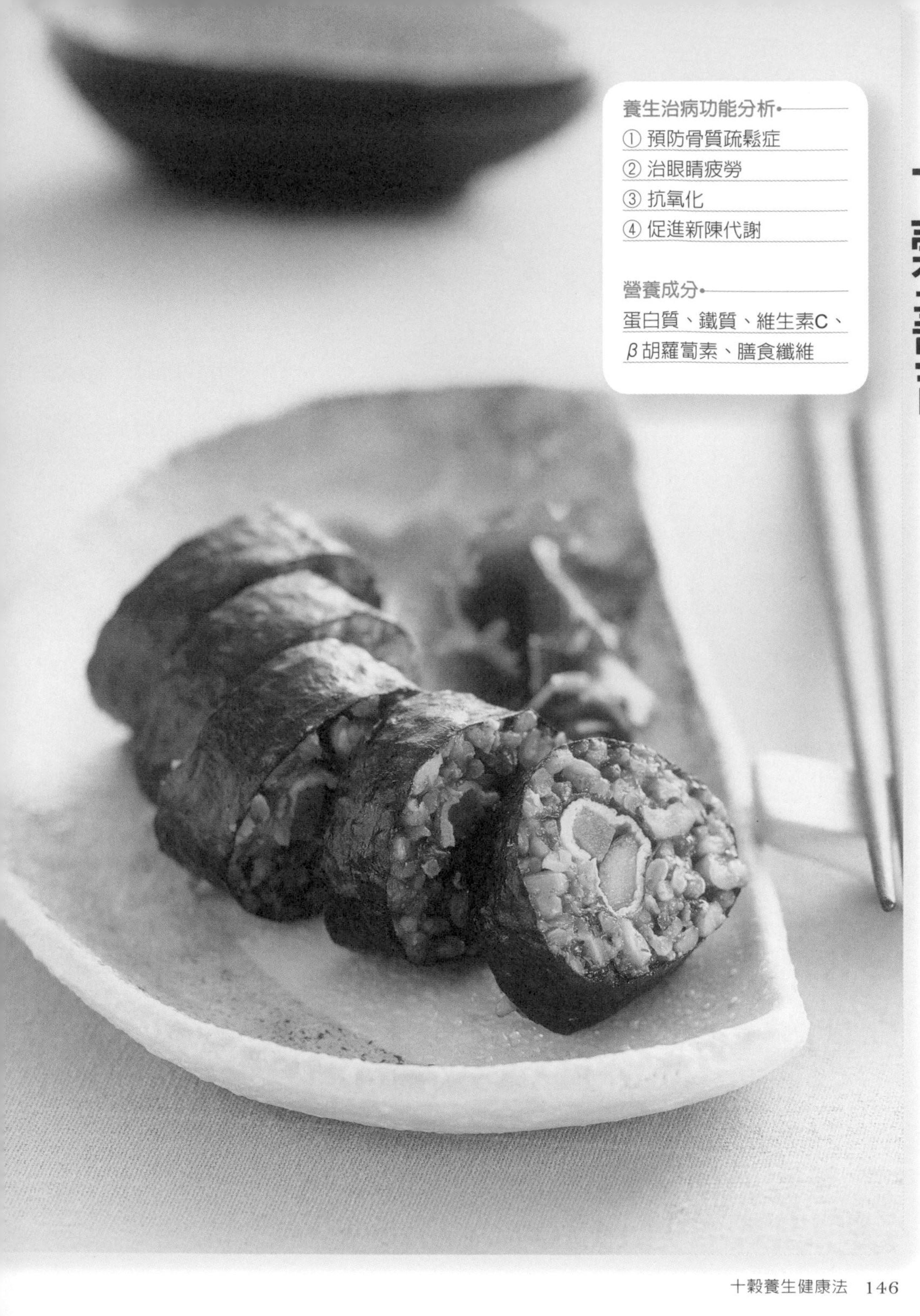

養生治病功能分析

① 預防骨質疏鬆症
② 治眼睛疲勞
③ 抗氧化
④ 促進新陳代謝

營養成分

蛋白質、鐵質、維生素C、β胡蘿蔔素、膳食纖維

十穀壽司

十穀壽司具有三大優點「生鮮、快速方便、營養美味」。加上調味料與調理都可隨自己口味任意搭配，所以變化多樣的十穀壽司是外食者非常適合的餐點。晚上睡前就將十穀壽司製作好，先不要切塊，用包鮮膜包裹冰在冰箱，隔天起床上班前再切成小塊放在飯盒中，就是營養又精緻的午餐了！

材料

十穀米 2杯
壽司醋 3大匙
海苔皮 4張

配料

紅蘿蔔 四分之一條
小黃瓜 1條
紫蘇葉 8片
酸梅泥 4大匙
蛋 1個

做法

1 洗淨十穀米，瀝乾水分，加3杯水浸泡一小時，放進電子鍋內煮熟後，開再燜15分鐘。

2 調製壽司醋需準備2大匙白醋、1大匙糖，混合至糖完全溶解，拌入已燜過的十穀飯內，用飯匙輕輕地攪拌均勻，待涼備用。

3 紅蘿蔔切長條，放進熱水中煮約5分鐘；小黃瓜切長條燙5秒即刻取出放涼備用；雞蛋打散煎成蛋皮再切成條狀。

4 將海苔皮放在壽司捲簾上，取做法2的十穀飯，利用飯匙鋪勻，再放上適量的紅蘿蔔條、小黃瓜條、蛋皮、紫蘇葉、酸梅泥，用捲簾捲成長條圓筒狀，切成小段方便食用。

美味小叮嚀

十穀壽司要好吃，除了現做的新鮮材料之外，要把多樣的食材捲在一塊，同時要顧慮到色澤與味道；尤其是料多時很容易雜在一塊兒，所以排放的層次要特別注意。更重要的是在，捲壽司時，不可以過緊或過鬆散，每顆飯粒與材料自然疊在一起。吃起來才會夠味！

十穀壽司卷，可依個人口味包裹小黃瓜、煎蛋、蝦仁及蘋果、豆乾、苜蓿芽、紅蘿蔔絲或起司條，口口新鮮又營養！

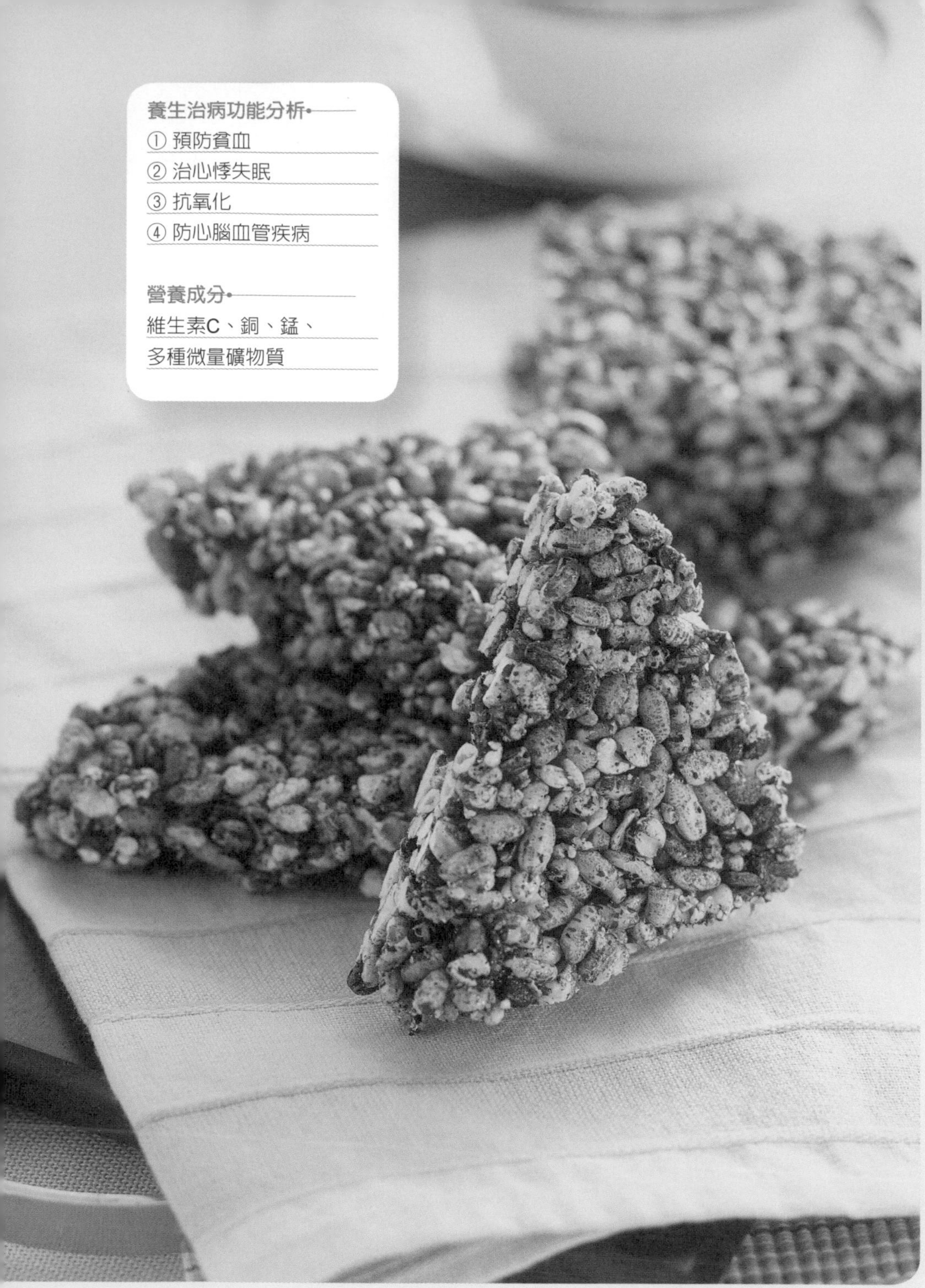

十穀米香

適合族群：一般大眾・老人・小孩

養生治病功能分析

① 預防貧血
② 治心悸失眠
③ 抗氧化
④ 防心腦血管疾病

營養成分

維生素C、銅、錳、
多種微量礦物質

在西式麵包、糕點仍未流行之前，爆米香是小孩子的最佳零嘴。在村落間爆米香的聲音，總能引來許多家長帶著小朋友前來購買。十穀米香可以讓小孩子解饞，又是營養十足的穀類雜糧。只要自備十穀米、沙拉油、麥芽糖，裝在奶粉罐或大碗公內，在爆米香的地攤前排隊，付了少許的代工費，即可取回一大包的十穀米香給家人享用。每當爆米炒熟，「碰」的一聲巨響之後，隨之冒出的一片白煙霧，就能讓孩子們享受愉快舒服的古早滋味與吃零食的快感。

十穀米香

材料

糙米、黑糯米、小米、小麥、蕎麥、芡實、蓮子、麥片和紅薏仁這九穀米。（蓮子可考慮不放）

配料

糖漿　600公克　麥芽糖　180公克
紅砂糖　140公克　沙拉油　48公克
白開水　210c.c.公克

做法

1取九穀米，請爆米花業者代工，爆出的米花六百公克，放在鍋中。

2糖漿的煮法：將麥芽糖、紅沙糖、沙拉油放入鍋中，以中火煮糖漿，切勿中途攪拌以免糖再次結晶而反砂。以筷子沾糖液滴入水中，若糖液在水中成硬塊，即可起鍋。

3煮好的糖漿淋在米花上，迅速拌勻，倒入模板中，以攪拌棒壓平整型。

4待冷卻後，切塊成九大包，以上過程代工費約兩百五十至三百元。

5十穀米香，香脆可口，是小朋友的最佳零食。

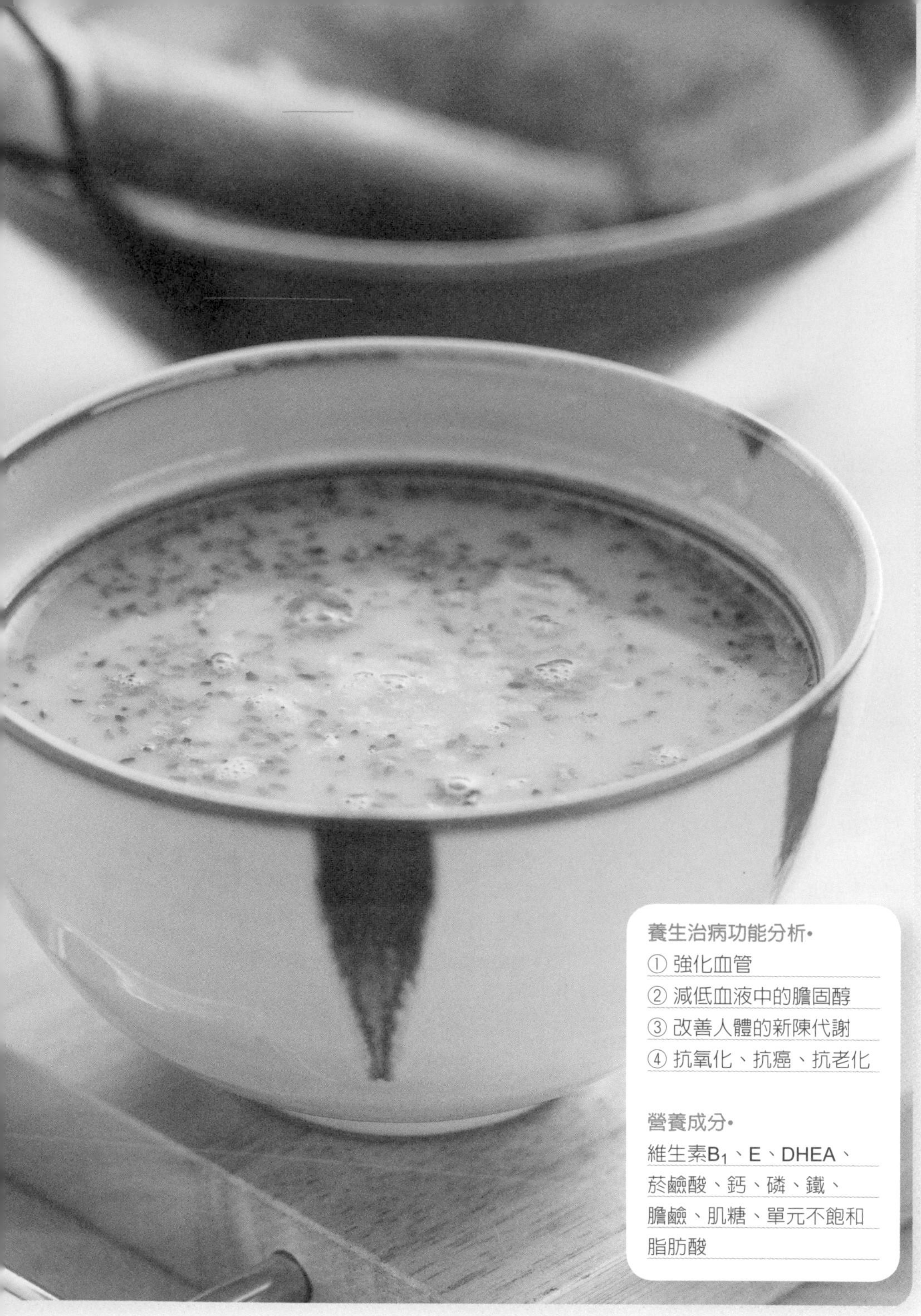

十穀擂茶

適合族群：一般大眾．癌病患者．老人

養生治病功能分析•

① 強化血管
② 減低血液中的膽固醇
③ 改善人體的新陳代謝
④ 抗氧化、抗癌、抗老化

營養成分•

維生素B_1、E、DHEA、菸鹼酸、鈣、磷、鐵、膽鹼、肌糖、單元不飽和脂肪酸

「擂茶」又名「三生茶」或「三生湯」，最早是以「生茶」、「生薑」、「生米」等三種材料研磨成糊狀，烹煮後食用而得名。

現代改良後的客家擂茶，很少拿來當成正餐菜餚，大多做爲平日休閒的點心。一般擂茶都是甜或鹹味，十穀擂茶除了十穀米爲主外，另可加上綠茶、花生、南瓜子仁、黑白芝麻等。將以上材料放入擂缽內，用硬木棍擂成粉狀，沖入沸開水，加入冰糖後食用，是一道高鈣、高鐵、高纖維的點心。其中綠茶中的兒茶素有防癌功效，可幫助消化開胃健脾，爲現代人不可或缺的健康飲品。

十穀擂茶

材料

紅薏仁、蕎麥、燕麥、小麥、糙米、黑糯米、蓮子、小米、麥片、芡實、黑芝麻、松子、黃豆、綠豆、黑豆、茯苓、杏仁、淮山。

做法

將以上材料炒熟，用調理機打成粉（或請人代工打成粉）裝入密封罐內，要吃時取三至四大匙，加上熱開水攪拌即可。

美味小叮嚀

1 **點心**：可配合米仔、米粿、黑芝麻、白芝麻、花生和松子仁等一起食用，別有風味。

2 **正餐**：傳統是加「米仔」共食。當正餐時可炒一些茼苣、椰菜等綠色蔬菜，豆乾、花生、蘿蔔乾、四季豆及蝦仁等都可當配菜。

十穀粽

適合族群：一般大衆．癌病患者．小孩

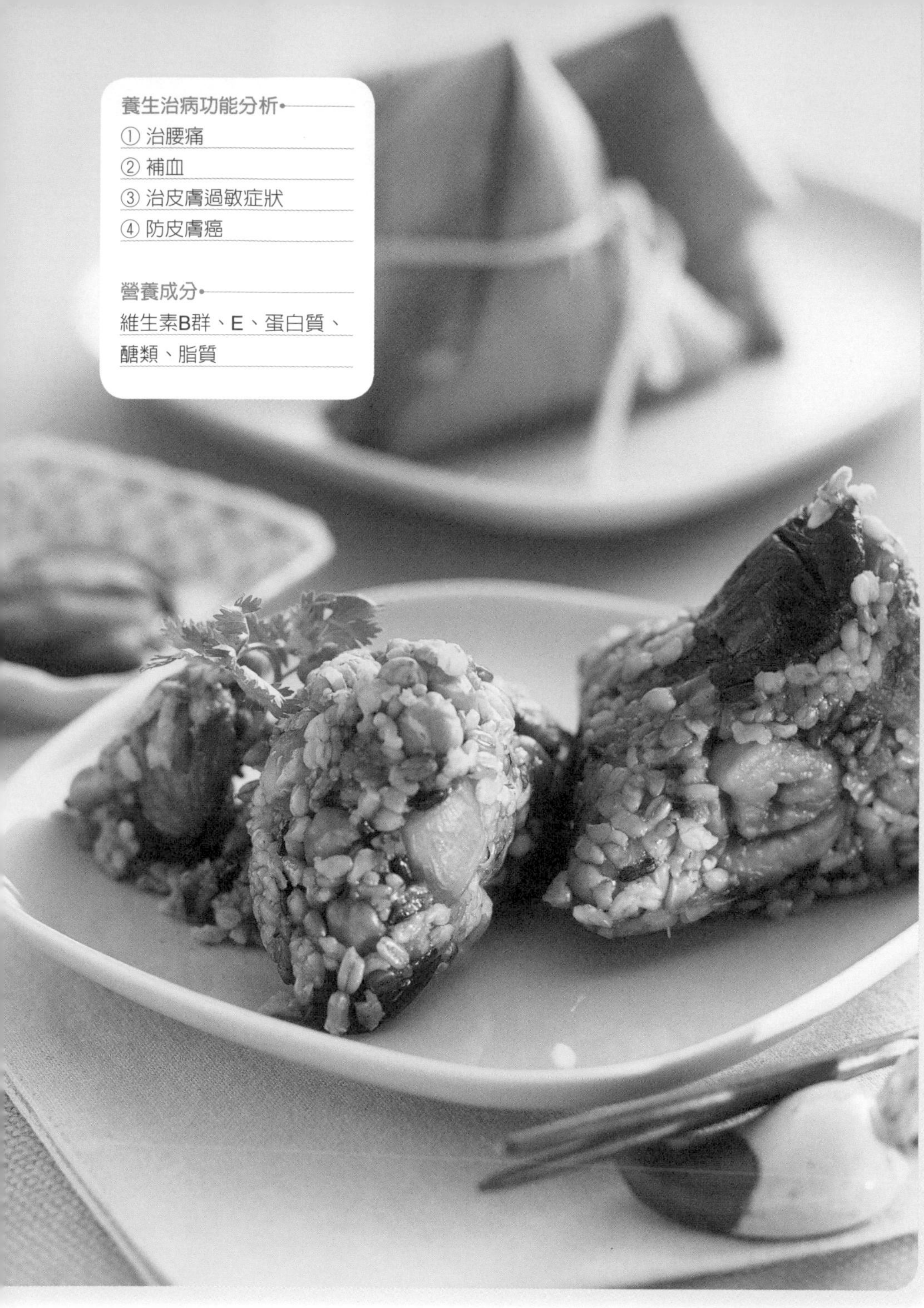

養生治病功能分析

① 治腰痛

② 補血

③ 治皮膚過敏症狀

④ 防皮膚癌

營養成分

維生素B群、E、蛋白質、醣類、脂質

十穀粽

平日吃粽子攝取的熱量很容易過高，高血壓或糖尿病緩者及減肥的朋友，不妨改吃十穀養生粽。十穀粽富含纖維而且營養均衡，沒有一般粽子高熱量的問題，其配料及口感也十分美味緊實。自製的十穀粽營養均衡又衛生，粽葉香氣四溢，又不用擔心會有一般糯米粽所引起的消化不良及胃脹。

材料

十穀米	600公克		
豬肉	180公克		
乾栗子	10顆	香菇	10朵
紅蔥頭	1兩	鹹蛋黃	5個
花生	4兩	蝦米	1兩
干貝	10個	粽葉	20張
粽繩	1捆		

調味料

醬油	2匙	糖	二分之一小匙
鹽	1小匙	胡椒粉、五香粉各適量	

十穀粽餡的調製

1 栗子和干貝洗淨後加入水淹過材料，浸泡約兩小時再放入電鍋或蒸鍋內，蒸約三十分鐘。栗子取出，汁液倒掉；干貝取出但汁液留用。鹹蛋黃切半備用。

2 香菇泡軟切片，蝦米洗淨泡軟撈出瀝乾水分，豬肉切小塊。

3 紅蔥頭去皮切碎，放在熱鍋中，加1大匙油炒香，續加入香菇、蝦米、豬肉塊炒至豬肉熟了，放下調味料和干貝汁，小火煮約三分鐘，取出材料湯汁留在鍋中。

十穀粽的做法

1 花生泡水三小時後，以熱水煮五分鐘後撈出備用。

2 十穀米洗淨，泡水四小時後瀝乾水分，放進餡料的湯汁內，並加進花生一起拌炒均勻。

3 粽葉泡軟後刷洗乾淨，取兩片頭尾交差相疊，折成一個錐角狀，放入一大匙的十穀米，再放進各餡料，最後再加一大匙的十穀米，包成粽子以粽繩綁緊。

4 煮一鍋熱水，放進粽子後水必須淹過並高出五公分，煮約一小時即可。

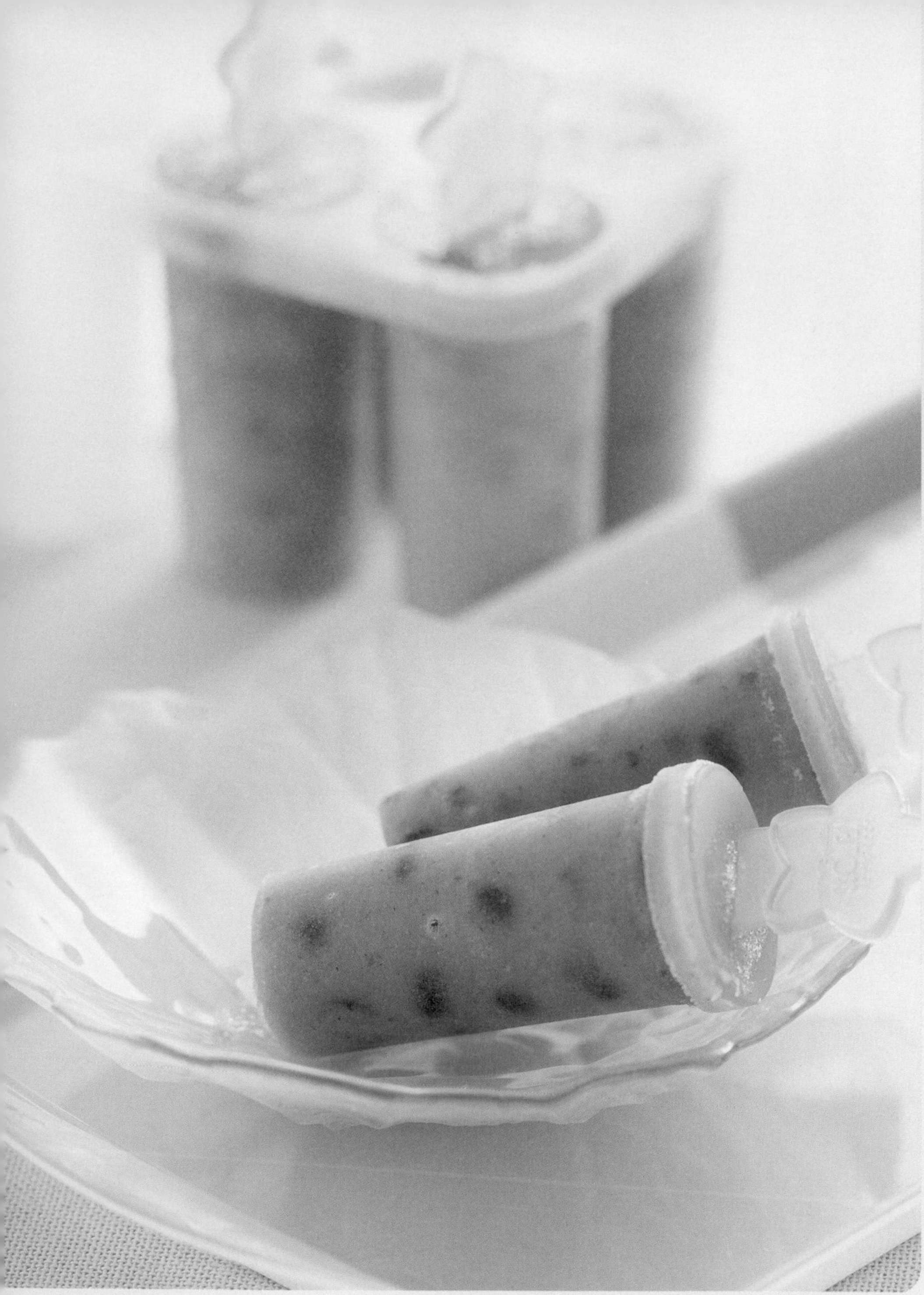

十穀冰棒

適合族群：一般大眾．小孩

炎熱的天氣，小朋友最愛吃冰棒了，可以添加紅豆、綠豆各種配料，聰明的媽媽可隨自己喜歡，選擇製作營養又可口的十穀冰棒，不僅能消渴解饞又能強健身體。自製十穀冰棒簡單、方便又好吃，也大大減低小朋友受大腸桿菌感染的機會！

材料

十穀米粉　2大匙
蜜紅豆　100公克
煉奶　2大匙
水　1杯
冰糖　適量
碎核桃　2大匙

十穀冰棒

做法

1 水一杯煮滾後，加入十穀米粉調散後，再加煉奶和蜜紅豆拌均勻，若喜歡稍甜者可斟酌加些冰糖，再滾一下即可放涼備用。

2 將冷卻的十穀冰棒材料，倒入冰棒模型內冰至冷凍凝固即可食用。

十穀冰棒
養生治病功能分析

① 消煩渴
② 調節血糖
③ 降膽固醇
④ 防動脈心臟病

營養成分

維生素B、E、C；蛋白質、醣類、銅、錳

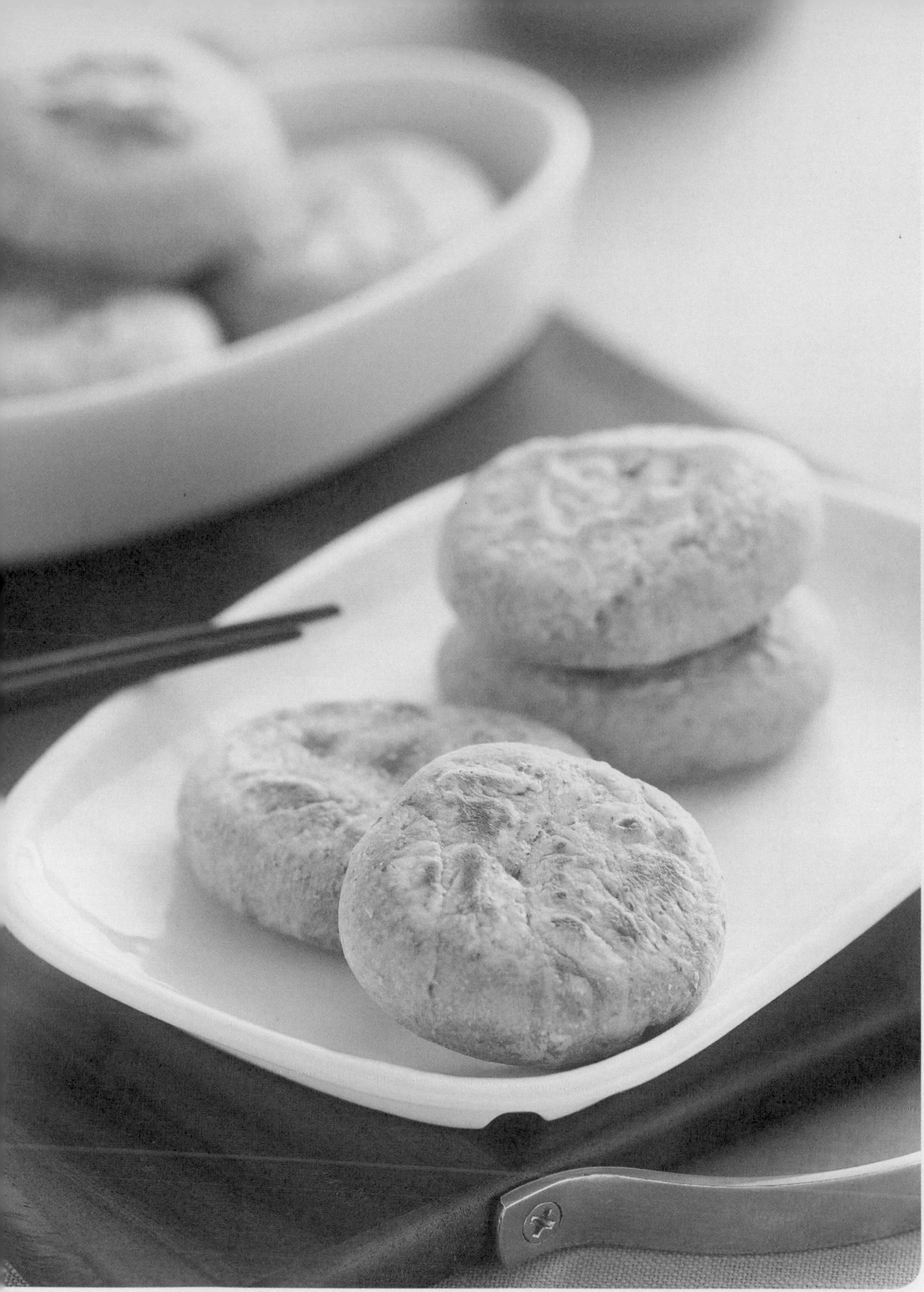

十穀芝麻核桃餡餅

適合族群：一般大眾・癌病患者・老人・小孩

吃正餐的時刻到了，小孩子胃口總是不太好，眞是讓媽媽又頭痛傷腦筋，來個爽口解饞的芝麻核桃餡餅吧！香噴噴的十穀芝麻核桃餡餅不同於一般的點心，將好吃的餡料及糖蜜相互搭配，健康又營養，是下午或休閒時最美好的餐點，含有足夠的纖維素與高營養素，是最適合小朋友的營養餡餅了。

材料

十穀粉	40公克
有機全麥麵粉	80公克
水	60c.c.
黑芝麻粉	50公克
核桃	50公克
橄欖油	1大匙
蜂蜜	1小匙

十穀芝麻核桃餡餅

做法

1. 核桃放進烤箱低溫烤約十分鐘或放鍋內炒香後，切碎。
2. 黑芝麻粉先和橄欖油拌勻，再加上蜂蜜和核桃碎攪拌，並且均分成十個當餡料。
3. 十穀粉與有機全麥麵粉混合加水，揉成麵糰，分成十等分，橄成薄皮後包進餡料。
4. 將包好的餡餅放入平底鍋，不加油，以低溫加熱烙熟即可。

十穀芝麻核桃餡餅養生治病功能分析

① 神經系統生長與發育
② 抗氧化
③ 增強免疫力
④ 抗腫瘤
⑤ 抑菌

營養成分

維生素A及E、葉酸、泛酸、菸鹼酸等水溶性維生素

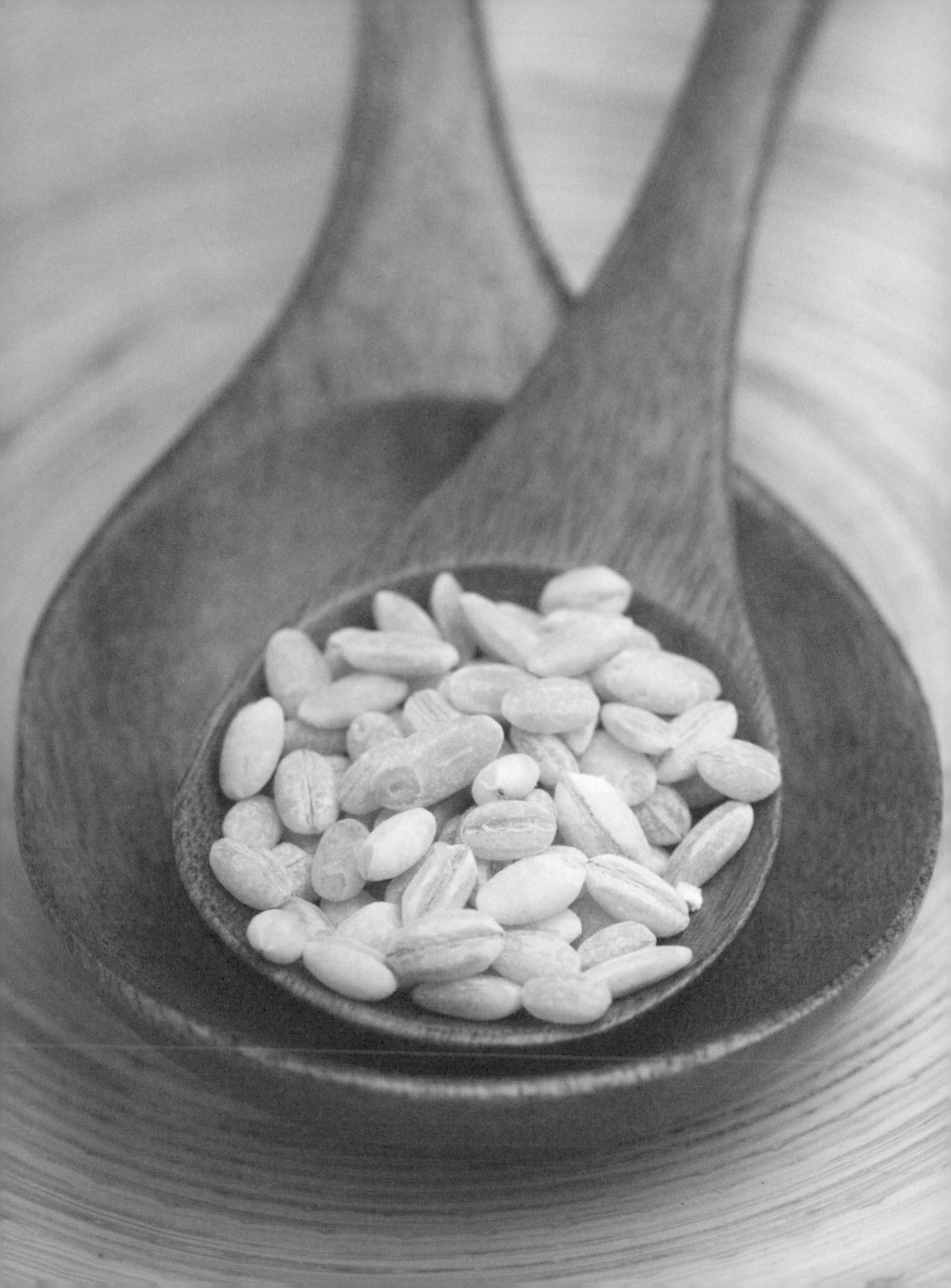

第五篇

十穀健康飲食 Q&A

本篇羅列了讀者可能會對十穀健康飲食法所產生的其他疑問，有助您更進一步地了解十穀對人體的好處。若想打造好體質，不妨選擇十穀做為個人健康的基礎吧！

Q1 徐醫師提倡吃十穀雜糧，我們是否有必要進一步選擇「有機」十穀雜糧食用？

A 我特別要強調十穀雜糧養生法是以長期均衡飲食為第一位，至於是否是「有機」，並不特別強調，因為：

1 有機十穀雜糧種類繁多，想要全部有機，實在困難。

2 有些有機十穀從國外進口，價格並不便宜，不是一般人可以長期吃得起。

3 某些有機店雖貼上標籤標榜有機，但若多花錢買到假有機或半有機，實在得不償失。

4 「有機飲食」、「生機飲食」，已成為某些中上流階層的信仰崇拜活動。站在均衡觀點，似乎些顯得太過狂熱。一般小康家庭或上班族，可以到信譽良好的南北雜貨店購買十穀堅果食材即可。

5 若經濟能力許可，購買有機十穀米自然比一般十穀，更無農藥殘留的疑慮，全看個人的選擇。

6 農藥對身體健康的影響有限，攝取均衡的營養最重要，營養不均才是引發癌症

最重要的原因。

Q2 十穀雜糧養生法主張全素嗎？

A 如果個人因為宗教因素禁殺生，徐醫師建議吃純素時，記得多補充維生素B_{12}、鋅、鈣、鐵，因為這些營養素在素食裡含量極少，例如除了螺旋藻等少數植物外，其他蔬食完全不含維生素B_{12}。而牛肉裡的維生素B_{12}卻極豐富，一個月吃一塊牛肉即可維持一個月所需，比較不會導致貧血及神經炎。此外，鋅、鈣、鐵在素食裡含量不多，而純素飲食含有多量纖維素，會干擾鋅、鈣、鐵的吸收。

素食者應多吃含鋅的南瓜子，及多吃鈣與鐵豐富的海帶、海藻。如果你是因為環保因素，不嚴格限制吃肉，可以九素一肉的方式，偶爾吃點肉、奶、蛋，達到營養均衡的需求，對身體的健康有極大幫助。

Q3 我的小孩吃了十穀雜糧飯，嘴巴破皮、皮膚起疹，原因爲何？

A 可能原因如下：

1 **體質因素：**對於熱性體質的人，吃十穀雜糧，含有以上情形，應多吃瓜類、水果，平衡燥熱現象。

2 **食物污染：**穀物、小麥、玉米、黃豆可能因貯藏不當或過期，導致黃麴毒素的污染，應選擇新鮮十穀雜糧。

若能避免以上因素，嘴巴破皮、皮膚起疹狀況應能大幅改善，千萬不要因噎廢食。

Q4 癌症放射治療後多久，才可以食用十穀雜糧？

A 小腸的絨毛細胞經過放射治療後死傷大半，而新長成的絨毛細胞又極為脆弱。十穀雜糧含有極豐富纖維素，這些纖維素像是一把銳利的掃把，會某種程度傷害新長成的絨毛細胞，導致小腸無法吸收營養素，病人也會因此拉肚子而無法均衡營養。所以放射化療至少一週內，不要急吃十穀雜糧，至少等一週過後再吃。

Q5 請問十穀米、九穀米、五穀米的成分及屬性的差別？

A 如下簡表說明，可供讀者參考：

十穀、九穀、五穀雜糧營養價值營養成分與屬性表

穀類	成分	屬性	十穀米	九穀米	五穀米
糙米	蛋白質、脂質、礦物質、纖維素、維生素B_1及B	溫性	*	*	*
黑糯米	含有豐富的維生素、鈣、磷、鐵、鎂等礦物質和天然黑色素，含有四種人體必需之胺基酸	溫性	*	*	*
小米	富含維生素B、E、膳食纖維、有機硒、鈣、鐵等微量元素	甘、微寒	*	*	*

小麥	含豐富的維生素E、B_1及蛋白質	偏涼味甘	*	*	
蕎麥	蛋白質、油酸、亞油酸、黃酮類化合物、蘆丁、芸香苷、維生素B_1和B_2	寒涼	*	*	*
芡實	多量澱粉、少量蛋白質、脂肪油及微量的鈣、磷、鐵、核黃素、維生素C	平和	*	*	
燕麥	維生素B群（尤其是B_1）、E及多種微量礦物質	偏涼	*	*	*
蓮子	含維生素C、蛋白質、醣類、銅、錳、礦物質、荷葉鹼、氧化黃心樹寧鹼	甘、澀，平	*	*	
麥片	磷、鐵、鈣、維生素E、可溶性纖維素	偏涼、寒	*		
紅薏仁	薏仁脂、蛋白質、醣類、脂質、膳食纖維，維生素B_1及B_2、菸鹼酸、磷、鈣、鉀、鎂、鐵	寒涼	*	*	

現代人的飲食愈吃愈健康，各種糙米、發芽米、胚芽米日益盛行，這幾年更流行各類雜糧混合的五穀米、九穀米、十穀米。內容包括蕎麥、燕麥、薏仁等穀類，不但健康營養，吃起來更有雜糧的天然芳香，極適合高血壓、高血脂的老人家。

五穀米是由糙米、小米、黑糯米、蕎麥和燕麥等五種穀類組合而成，主要成分為蛋白質、醣類、多種維生素、礦物質、胺基酸、微量元素及纖維素、酵素等上百種營養素。糙米和黑糯米是未去除胚芽的穀類，穀皮含有大量纖維，胚芽更富含維生素B群、維生素E、蛋白質；而燕麥、蕎麥、小米也一樣有豐富的維生素B群、蛋白質、纖維、鈣和磷。

「九穀米」及「十穀米」，是在五穀之外，再加入其他雜糧，例如：小麥、薏仁、紅豆、芡實、蓮子、麥片、淮山等，讓米飯的營養更多元。

Q6 什麼是膳食纖維？

A

在植物細胞壁、細胞間質的一些無法被人體消化及吸收利用的多醣類，如纖維素、果膠質及木質素。很多含膳食纖維的食物是低脂且低熱量的；例如一些蔬菜、水果、穀類和豆類中含量就不少，可以取代一些高脂之食物。

由於人工添加的纖維或纖維錠，並不具備膳食纖維的所有功能，建議最好能自天然食物中攝取。草食性動物具有分解食物纖維的酵素，能將纖維消化吸收；人類的消化系統就缺乏這種酵素，所以最後只能排出體外。

Q7 水溶性纖維食物與非水溶性纖維食物如何區別？

A 水溶性纖維食物主要來源是燕麥、糙米、大麥、豆類、蔬菜和水果，能調整醣類和脂肪代謝，及降低血清膽固醇，預防心臟病。非水溶性纖維食物來源是全麥麵包、穀類，有吸收水分的特性，可預防便祕，促進腸胃蠕動的功能。

Q8 離胺酸 L-Lysine及甲硫胺酸 L-Methionine 的區別？

A 離胺酸是所有蛋白質的必要成分，在孩童生長與骨骼發育期間特別需要，也能幫助成年人吸收鈣質及維持氮的均衡，能幫助製造肌肉蛋白質。甲硫胺酸是一種含硫的胺基酸，它無法在體內形成，必須從食物或營養補充品中獲得，也是礦物質硫的好來源，能輔助脂肪分解，預防肝及動脈的脂肪堆積。

大豆蛋白質主要的缺點就是甲硫胺酸與離胺酸的不足，這兩種胺基酸都是必需胺基酸。素食者只能藉由營養素的互補作用，才能得到這兩種胺基酸。

十穀的營養成分中缺乏離胺酸、豆類的營養成分中缺乏甲硫胺酸，如玉米營養成分中缺乏離胺酸，豆類含有離胺酸，若適當食用可以互補。黃豆雖有很高的營養，但是缺乏甲硫胺酸，互補的食材是芝麻。所以早上喝豆漿時，搭配芝麻燒餅或加入芝麻粉，就是聰明的健康選擇。

一般互補性食物：

1 豆類與穀類能互補。

2 豆類與穀類與麵食類能互補。

3 奶類與麵食類能互補。

Q 9

請簡單說明食物與藥物的區別重點？

A

一般而言，藥物是指西藥、中藥和農藥這三類的物品。西藥的安全值很窄，不慎食用易引起副作用也容易引起死亡。中藥的安全值較寬，是屬於藥性強的食物。農藥是以極強烈毒性的藥品，殺死害蟲、菜蟲及雜草。

每一種單一的食物都不能吃太多，攝取過多就容易發生問題。例如喝水過多會引起電解質不平衡、水中毒的現象。曾有案例，一名鄉下婦人因為憂鬱症而一直猛喝水，結果產生了水中毒現象。食材均衡相當重要，切忌單一食物不能攝取過多。

Q10 糖尿病患者適合採用全穀類飲食法或豆類堅果食物？

A

《美國醫學會期刊》刊載的一篇研究報告指出，採用高纖低脂飲食法的第二型（成年型）糖尿病患者，在控制血糖濃度方面，食用豆類和堅果類食物，會比醫界習慣推薦的全穀類飲食法，效果更佳。

研究人員表示，豆類與堅果類食物因血糖指數較低，僅會適度增加血糖濃度。研究發現，接受低血糖飲食法的參與者，在半年之後，可明顯增加體內的HDL膽固醇（高密度脂蛋白），即俗稱的「好膽固醇」，對降低罹患心臟病的風險頗有助益。

「這是非常重大的發現，因為罹患糖尿病堪稱雙重打擊，」這篇研究報告的主撰人加拿大多倫多大學營養科學系教授傑金斯說：「如果是男性患者，他再罹患心臟病的機率，是一般人的兩倍，女性更高達四倍之多。」

「截至目前，用來控制第二型糖尿病的藥物，在降低心血管疾病方面並未達到預期的效果。」傑金斯說，這項研究對容易罹患心臟病的糖尿病患者應有不少幫助。

此項研究將兩百廿名第二型糖尿病患者，隨機抽樣分成兩組，一組採行低血糖飲食法，另一組採用高纖維穀物飲食法。兩組採行的飲食中，飽和脂肪和反式脂肪都很低。

高纖維穀物飲食法強調「棕色食物」，例如全麥麵包、早餐麥片、糙米和連皮的馬鈴薯。低血糖飲食法則包括豆類、豌豆、扁豆、麵糰、快煮米飯（quickly boiled rice）以及黑麵包、裸麥麵包、燕麥粥和燕麥麩等。

經過半年後，低血糖飲食法這一組，糖化血色素（hemoglobin A1c）濃度平均微降0.5％，但對促進HDL膽固醇卻成效顯著，每公合血液平均可增加一．七毫克。至於高纖維穀物飲食法那一組，糖化血色素濃度降低較少，但HDL膽固醇卻甚至輕微下降。

Q 11 請問患有肝炎或糖尿病的病人，吃十穀及搭配水果食用時，有哪些注意事項？

A

寒性的水果有西瓜、梨子、柚子、香蕉、柿子。

涼性的水果有蘋果、柑、枇杷。

平性的水果有金橘、葡萄、菠蘿、橄欖、山楂、甘蔗、楊挑。

偏溫性的水果有：桃、杏、櫻桃、荔枝、龍眼、椰子、石榴、烏梅。

顏色深的水果通常維生素C的含量都比較高，顏色淺的水果的維生素C含量略低些；而維生素C含量比較高的水果有鮮棗、酸棗、山楂、橘子。

水果一般多偏寒涼，能清熱生津液利小便，尤其對於火熱症，有助清火作用。

病人吃十穀搭配水果時要留意以下四點：

1 患肝炎的人，吃十穀可搭配維生素C較多的水果，多吃些山楂、橘子和紅棗，但不要吃太多酸性強的水果。

2 患糖尿病的人，吃十穀及挑選水果時宜選含糖量較少的大番茄、紅龍果、芭樂等。

3 經常大便乾燥的人，吃十穀及搭配桃子、香蕉、橘子，因為這些水果有加強消化與軟便效果。

4 經常腹瀉的人，不要多吃有緩下作用的水果，吃十穀及適當地吃些蘋果，幫助固澀作用。

Q12 腎衰竭與洗腎的患者如何吃十穀呢？

A 腎衰竭病人不適宜吃十穀，精力湯、牛奶也不可多喝，可以多吃西谷米、蕃薯粉、蜂蜜、愛玉子和苜蓿芽等。另外，洗腎的病人，十穀不適宜多吃，也不能吃含鉀量過高的生菜、水果和蔬菜；可以吃含鉀量低的洋蔥、青椒、瓜類等。

Q13 有痛風症狀的病人如何吃十穀？

A 痛風患者對蔬菜、水果、十穀都可以攝取。十穀精力湯也可以多喝。要禁吃高蛋白食物，例如：熱狗、內臟、蟹、牛肉、小魚乾、蝦和火鍋高湯等。

健康與飲食 12

十穀養生健康法 修訂版

作者 徐上德
主編 莊雅琦
文字構成 余仙
助理編輯 游薇蓉
美編 林姿秀
攝影 張志銘
食譜示範 巢佳玲

發行人 陳銘民
發行所 晨星出版有限公司
台中市407工業區30路1號
TEL：(04)2359-5820 FAX：(04)2355-0581
E-mail: morning@morningstar.com.tw
http://www.morningstar.com.tw
行政院新聞局局版台業字第2500號
法律顧問 甘龍強律師
承製 知己圖書股份有限公司 TEL：(04)23581803
初版 西元2007年6月30日
修訂第一版 西元2009年11月30日

總經銷 知己圖書股份有限公司
郵政劃撥：15060393
（台北公司）臺北市106羅斯福路二段95號4F之3
TEL：(02)23672044 FAX：(02)23635741
（台中公司）台中市407工業區30路1號
TEL：(04)23595819 FAX：(04)23597123

定價260元
ISBN 978-986-177-323-0
Published by Morning Star Publishing Inc.
Printed in Taiwan

國家圖書館出版品預行編目資料

十穀養生健康法：十穀米的煮法與療效大公開 / 徐上德；
--修訂第一版.--台中市：晨星,2009,11月
面; 公分，（健康與飲食；12）

ISBN 978-986-177-323-0（平裝）

1.食物療法 2.禾穀 3.食譜

418.914 98018744

◆讀 者 回 函 卡◆

以下資料或許太過繁瑣，但卻是我們瞭解您的唯一途徑
誠摯期待能與您在下一本書中相逢，讓我們一起從閱讀中尋找樂趣吧！

姓名：＿＿＿＿＿＿＿＿　性別：□ 男　□ 女　生日：　／　／

教育程度：＿＿＿＿＿＿＿＿

職業：□ 學生　□ 教師　□ 內勤職員　□ 家庭主婦
□ SOHO族　□ 企業主管　□ 服務業　□ 製造業
□ 醫藥護理　□ 軍警　□ 資訊業　□ 銷售業務
□ 其他＿＿＿＿＿＿＿＿

E-mail：＿＿＿＿＿＿＿＿＿＿＿＿＿＿　聯絡電話：＿＿＿＿＿＿＿＿

聯絡地址：□□□＿＿＿＿＿＿＿＿＿＿＿＿＿＿＿＿＿＿＿＿＿＿

買書名：十穀養生健康法 修訂版

· 本書中最吸引您的是哪一篇文章或哪一段話呢？＿＿＿＿＿＿＿＿＿＿

· 誘使您購買此書的原因？

□ 書店尋找新知時　□ 看＿＿＿＿報時瞄到　□ 受海報或文案吸引
□ 翻閱＿＿＿＿雜誌時　□ 親朋好友拍胸脯保證　□＿＿＿＿電台DJ熱情推薦
□ 其他編輯萬萬想不到的過程：＿＿＿＿＿＿＿＿＿＿＿＿＿＿＿＿

· 對於本書的評分？（請填代號：1.很滿意　2.OK啦！　3.尚可　4.需改進）
版面設計＿＿＿＿　版面編排＿＿＿＿　內容＿＿＿＿　文／譯筆＿＿＿＿

· 美好的事物、聲音或影像都很吸引人，但究竟是怎樣的書最能吸引您呢？
□ 價格殺紅眼的書　□ 內容符合需求　□ 贈品大碗又滿意　□ 我誓死效忠此作者
□ 晨星出版，必屬佳作！　□ 千里相逢，即是有緣　□ 其他原因，請務必告訴我們！
＿＿＿＿＿＿＿＿＿＿＿＿＿＿＿＿＿＿＿＿＿＿＿＿＿＿＿＿＿＿

· 您與眾不同的閱讀品味，也請務必與我們分享：
□ 哲學 □ 心理學　□ 宗教 □ 自然生態 □ 流行趨勢 □ 醫療保健
□ 財經企管　□ 史地 □ 傳記 □ 文學　□ 散文　□ 原住民
□ 小說 □ 親子叢書　□ 休閒旅遊　□ 其他＿＿＿＿＿＿＿＿

以上問題想必耗去您不少心力，為免這份心血白費
請務必將此回函郵寄回本社，或傳真至（04）2359-7123，感謝！
若行有餘力，也請不吝賜教，好讓我們可以出版更多更好的書！

· 其他意見：

晨星出版有限公司 編輯群，感謝您！

請填妥後對折裝訂，直接投郵即可，免貼郵票。

廣告回函
台灣中區郵政管理局
登記證第267號
免貼郵票

407

台中市工業區30路1號

晨星出版有限公司

請沿虛線摺下裝訂，謝謝！

更方便的購書方式：

(1)網　站　http://www.morningstar.com.tw

(2)郵政劃撥　戶名：知己圖書股份有限公司　帳號：15060393

請於通信欄中註明欲購買之書名及數量。

(3)電話訂購　如為大量團購可直接撥客服專線洽詢。

如需詳細書目可上網查詢或來電索取。

客服專線：(04)23595819#230　傳真：(04)23597123

客服電子信箱：service@morningstar.com.tw